心もカラダもラクになる

血流の整えかた

西岡敬三

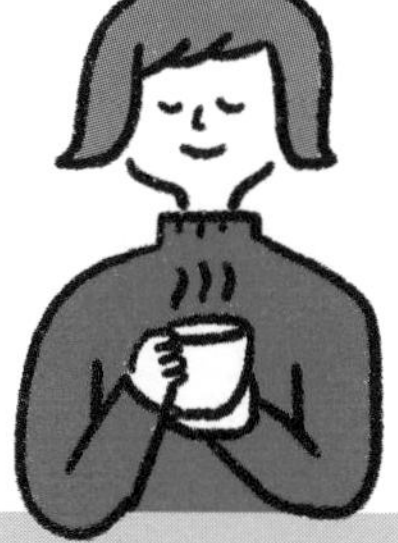

はじめに

こんにちは。薬剤師の西岡敬三です。

私は大阪で25年間漢方薬局をやっています。

私のもとには、さまざまな悩みを抱えた方がいらっしゃいます。なかには、病院で診てもらったけれど、原因がわからない。でも体調が悪くて……という方も数多くいます。

ところが、私のところに来られて薬に頼らずに症状が改善する方が多くいらっしゃいます。

生活習慣を見直して血流を整え、体の根っこから改善していくことで不調が解消することは、かなり多いのです。

私たち人間の体には、もともと自然治癒力が備わっています。免疫や自己回復力と呼ばれるものです。

こうした、私たちが持っている体の「土台部分」を整えていけば、体の不調は起きにくくなっていきます。

実は、目の調子が悪いからといって、目に原因があるわけではありません。また、血圧が高いからといって、単に下げれば体調はよくなるというものでもないのです。

私は、今の仕事に就く前、製薬会社で新薬の開発をしていました。ですが、西洋医学だけでは体を根本から治すことはできないということに気づき、東洋医学を学ぶことにしたのです。

たとえば、森の中に枯れかけた木が1本あるとします。

西洋医学では、この木を治療するためにどうするかという発想になりがちですが、東洋医学ではアプローチの仕方が違います。

その木だけではなく、森全体の「循環」を見て、どこに循環を乱すものがあるのか、その「流れ」を見ます。

陽の光が問題か、水の問題か、生態系の問題か、その「乱れた流れ」を見つけ出し、そこへ働きかけていくのが、東洋医学的なアプローチなのです。

私たちの体には多くの血が巡り、それによって体が機能しています。

だからこそ、体の不調はその血流に多くの原因が潜んでいます。

逆に言えば、血流をよくすると、驚くほど体の調子はよくなっていくということです。

本書では、不調と血流の関係から、今すぐできる血流をよくするために必要な食事、運動・マッサージ、睡眠についてをわかりやすく詳しくご紹介しています。

はじめから読んでいただいても、自分の気になる症状のところをピックアップして読んでいただいても大丈夫です。

ぜひ、今日からさっそく血流がよくなる習慣づくりをスタートして、「病気が出てこない体」を、根っこから一緒につくっていきましょう。

西岡敬三

目次

1章 健康のカギになる「血流」ってなに？

2章 まずは、自分の体を知ることから

3章 体の内側から血流を改善！【食事編】

4章

しなやかな血管をつくる【運動・マッサージ編】

5章

質のいい睡眠で質のいい血をつくる

6章 もっと深く体の「流れ」を整える

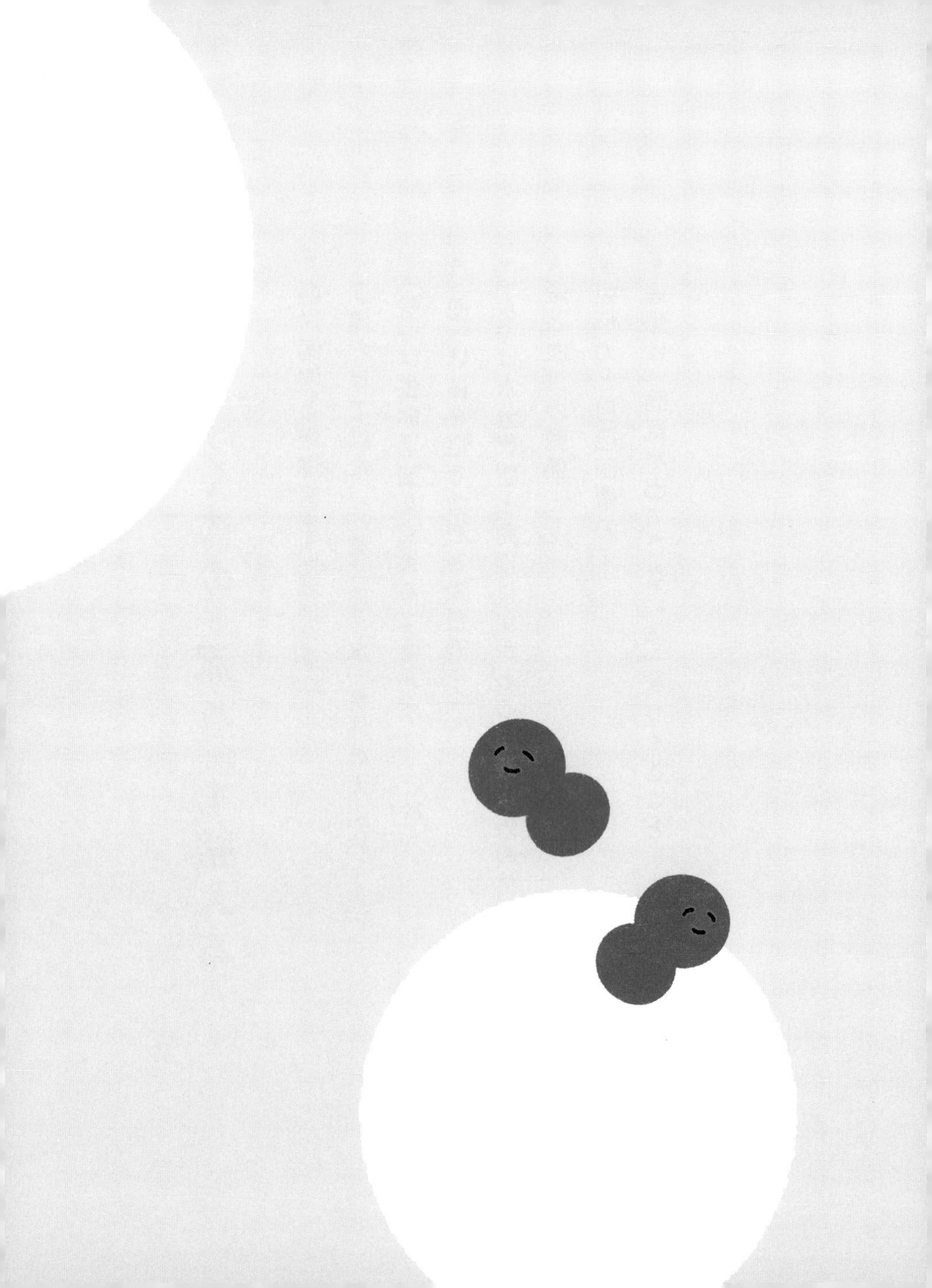

1章

健康のカギになる「血流」ってなに？

病気ではない。
でも、〝なんとなく不調〟
な人が増えている

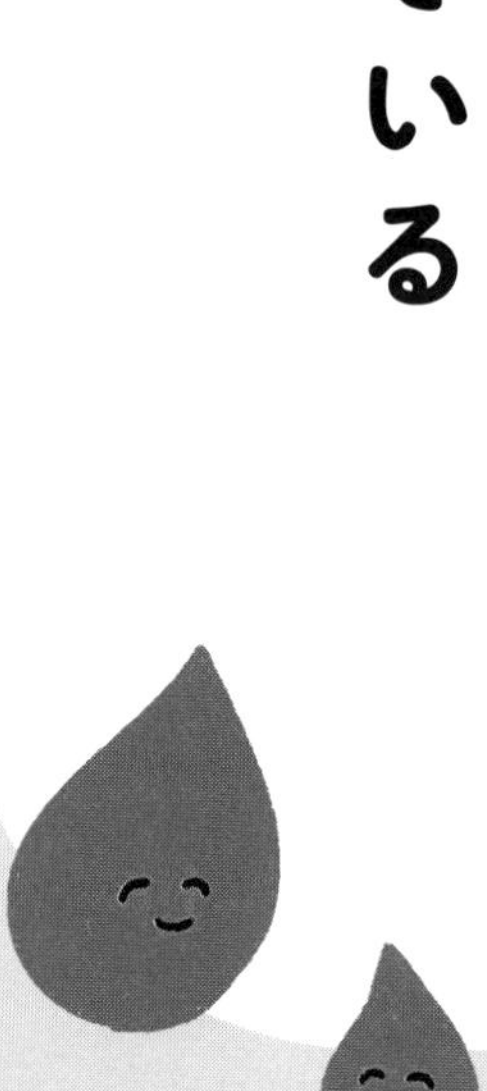

なんだか元気が出なくて……
眠りが浅いんです
どうも胃の調子が悪い
なんとなく体がだるくて……

私のお店には毎日のように、さまざまなお悩みを持った方が相談にいらっしゃいます。

そのほとんどが**「なんとなく調子が悪い」**というもの。病院に行ったけれど「何の異常もありません」と言われたという方も多くいます。

これらは、漢方薬の世界では**「未病」**と呼ばれるものです。

病気ではないけれど、放っておいたら今後病気になるかもしれない、言ってみれば病気の「まえぶれ」のようなものです。

つまり、**体の不調は「そろそろ危ないよー」という「体からのサイン」**

です。そして、それらは**「血の循環」つまり「血流」に原因があります。**

人間は基本的に37兆個の細胞から成り立っています。すごい数ですよね。細胞が生きていくためには、栄養や酸素が必要ですが、それを運び届けてくれるのが血液です。

血液は心臓の左心室からスタートして、大動脈→毛細血管→静脈を通って、右心房に戻ります。その間に、体の隅々に存在する細胞一つひとつに栄養や酸素を運ぶのです。

宅配便の方が、大きい道から狭く細い道まで通って、一軒一軒配達してくれるのと同じですね。

それによって細胞は元気に活動し、体の各部分がきちんと機能することができます。そうして、人間は健康でいられるのです。

しかも、血液が全身を1周するのにかかる時間はたったの30秒～1分。すごい働きものですよね。

ところが、血液の循環が悪かったり血管が細くなったりして血の流れが弱くなり、血液が体の隅々まで行き届かなくなると、細胞に栄養や酸素が届かなくなります。

細胞は、栄養や酸素が十分でないと元気に働くことができません。車が、ガソリン切れで動かなくなるのと同じですね。

栄養不足、酸素不足で働きが弱くなった細胞がいる体の部分が、「体の不調」につながっていくのです。

血の流れが悪いところに「冷え」や「痛み」が出る

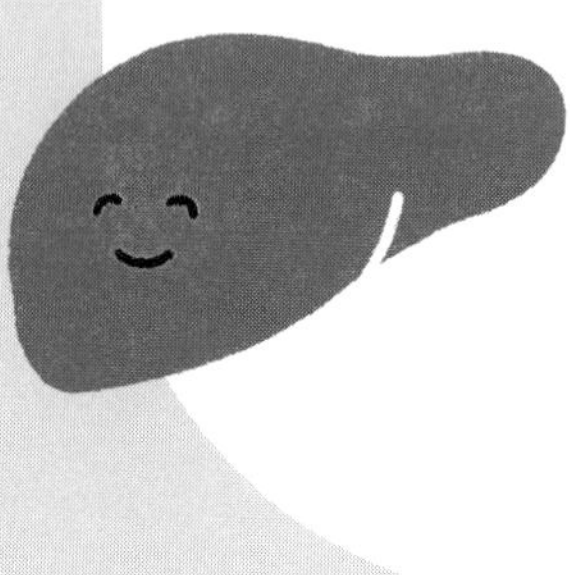

血流が悪いと、どのような不調が起きるのでしょうか。
大きく分けると、血の流れが悪いところには、**「冷え」**と**「痛み」**の症状が出てきます。

たとえば、
・手先の血流が悪いと……手の冷え、しびれ
・足先の血流が悪いと……足の冷え、むくみ
・頭の血流が悪いと……頭の痛み（頭痛）
・目の血流が悪いと……目の痛み（眼精疲労）
・首まわりの血流が悪いと……肩の冷え、痛み（肩こり）
・子宮の血流が悪いと……子宮の痛み（生理痛、生理不順）
などです。

今の時代、血の循環がいい人を探すほうが難しいかもしれません。一見健康そうな人でも、体のどこかになにかしら血の滞りがあることが多いからです。

次の症状は、血流が悪いと体にあらわれる不調です。当てはまるものがないか、チェックしてみてください。

- □肩こりや腰痛がある
- □手足のしびれ、震えが気になる
- □足がむくみやすい
- □シミが多い
- □耳鳴りがする
- □皮膚が薄黒い

- □手足や体が冷えやすい
- □手のひらが赤い
- □頬が赤みを帯びている（赤ら顔）
- □吹き出物ができやすい
- □視界がかすむ
- □寒いと皮膚の色が悪くなる

□皮膚をつねると
赤みがなかなか引かない
□痔が悪化しやすい
□便秘や下痢をしがち
□心臓の痛み、不整脈がある
□傷が治りにくい
□アザができやすい
□抜け毛や薄毛が気になる
□生理痛、生理不順がひどい

これらの症状の多くは、血流がよくなり、血液が毛細血管までしっかり流れ、細胞一つひとつに栄養や酸素が行き渡ることで解消されていきます。

次からは、代表的な不調と血流の関係についてお話ししていきます。

血流が悪いと起こる不調の数々

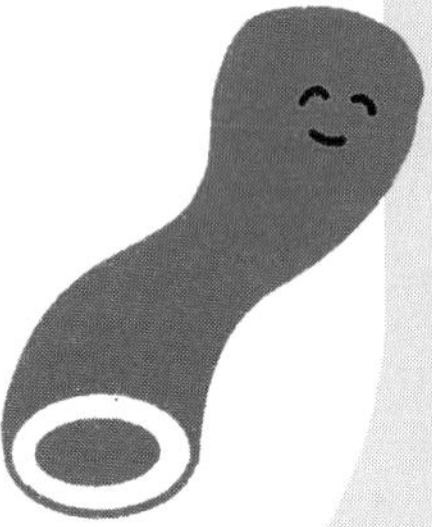

ここからは、血流の悪さによって引き起こされる不調を、具体的に見ていきましょう。

【肩こり】肩は血行が滞りやすい箇所

自分では自覚がなくても、じつは肩がこっているという場合も意外と多いものです。

肩こりはまさに「血行障害」と言える症状。肩こりが起こるのは、二本足である人間の宿命でもあります。

肩こりは、水がうまく流れない川のようなものです。想像してみてください。川の流れがスムーズなとき、水はきれいに流れ、生き物たちも元気に暮らせます。しかし、川にゴミや枝が詰まってしまうと、水の流れは悪くなります。これが血行障害です。

同じように、私たちの体でも、血液がスムーズに流れていれば、体のすみずみまで栄養や酸素が届き、健康に保たれます。しかし、長時間同じ姿勢でいたり、ストレスがあったりすると、血液の流れが悪くなります。これが肩こりの原因です。**血液がうまく流れないと、肩の筋肉に必要な栄養や酸素が届かず、筋肉が硬くなってしまう**のです。

こりはほぐしてやわらかくしようと思いがちですが、強い力で揉めば揉むほど、逆に硬くなってしまいます。

筋肉を伸縮させる際に必要なカルシウムが筋肉の中にあり、揉みすぎるとそれが硬くなってしまうのです。

【便秘・下痢・痔】腸まわりの血流に原因あり

便秘や下痢、痔は、**腸の周辺の血液の循環**に関係します。

腸からお尻にかけて冷えていたり、腸まわりのうるおいが少なかったりした場合、便秘や下痢、痔の悪化という症状として出る方もいます。

【生理痛】本来はないのが当たり前

「生理痛があるのは普通のこと」と思っている方も多いですが、**生理痛は子宮が冷えて血の循環が悪くなることで起こります。**

血の巡りがよくなると、驚くほど生理痛は軽くなり、痛みやつらさを感じなくなる方もいます。

実際、お腹を温めたり子宮を温める漢方薬を飲んだりして血の循環がよくなったことで、これまで毎月つらい思いをしていた、ひどい生理痛が驚くほど軽くなったという方も数多くいらっしゃいます。

【足のむくみ】ふくらはぎの筋肉も関係します

足がむくみやすい人は、**血の循環がよくない**ことと、**ふくらはぎの筋肉が弱い**ことが多いです。

一日中、立ち仕事や座りっぱなしのデスクワークをするなど、同じ姿勢をずっと続けていることでも、筋肉を動かさないので足の血流が低下します。

ふくらはぎは第二の心臓ともいわれる箇所。

また、血液が重力に逆らって足元から心臓、そして頭のほうに、下から上にのぼる箇所でもあります。

このとき、**血流に勢いがなかったり、ふくらはぎの筋肉が弱かったりすると、ポンプのように血液を上に押し上げる力がうまく働かず、血が停滞してしまいます。**

その結果、老廃物や水分などが排泄されることなく、ふくらはぎに溜まってしまうのです。

そのほか、塩分やアルコールのとりすぎ、睡眠不足やストレスといった原因も考えられます。

ただし、むくみが一時的なものではなく慢性的なものになっている場合は、心臓や腎臓、肝臓などの疾患も考えられますので、早めに医師に相談したほうがよいでしょう。

【耳鳴り】耳の栄養不足のサインです

耳の奥にある内耳には、音の振動を電気信号に変えて脳に伝える「有毛細胞」があります。

この有毛細胞に血液が十分に届かず栄養が行き渡っていないと、うまく電気信号に変換することができずに耳鳴りが起こるのです。言ってみれば、耳が栄養不足で怒って泣いているようなイメージです。

顔や肌、髪にあらわれる 血流の危険信号

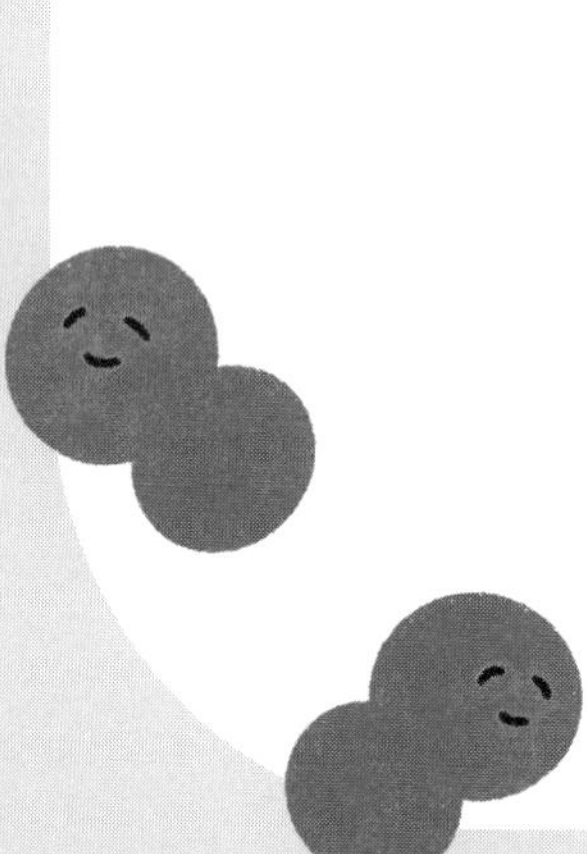

【口内炎】血行の悪さや栄養不足が原因に

口内炎ができると痛いし、ストレスですよね。

口内炎の原因は、暴飲暴食、疲労、睡眠不足、ストレス、栄養不足などが考えられます。

神経の使いすぎなどのストレスから口の中の血流が悪くなったり、免疫力の低下によって口の中の粘膜が傷つきやすくなったりして、口内炎ができる方が多いです。

また、口内炎は、**ビタミンB不足**でもできやすくなります。

体内のビタミンB_2やビタミンB_6が足りなくなると、口の粘膜からはぎ取って、体内の不足している箇所に回そうとするために起こる症状です。

【シミ】血が滞っているところにあらわれる

顔や手の甲、腕などに出るシミ。**血が滞っている箇所が黒ずんでできる**

ものです。

紫外線によってメラニンが刺激されることでも起こりますが、血液の循環がいいとその回復も早いです。

若い人が海水浴などで真っ黒に日焼けしてもシミにならず、冬が近づくにつれて白い肌に戻りますよね。

ですが、同じことを50代、60代の人がやったら、おそらくシミだらけになるでしょう。

「若い」とはつまり「血液の循環がいい」ことでもあるのです。

私の漢方薬局の常連である90代の方は、血液の循環がよくなる漢方薬を長年飲んでいるので、シミがさほど目立ちません。

むしろ、この漢方薬を飲んでいない60代の娘さんのほうがシミが目立っていたりします。

【吹き出物・ニキビ・湿疹】解毒作用が弱くなるとあらわれる

血液の循環が悪いと、吹き出物やニキビ、湿疹など、皮膚にも症状があらわれます。

肝臓には、体内の有害物質を解毒する働きがありますが、**血流が悪くなり解毒作用が弱くなると、毒素を分解しきれなくなって肌の表面に出てくるのです。**

【傷の治りにくさ】回復の早さは血流のよさで決まる

血流が悪いと、負傷した箇所に白血球がなかなか届かず、傷が治りにくくなります。

あるとき、私の漢方薬局で血液の循環をよくする漢方薬を飲んでいる80代の方が、散歩の途中で溝にはまり、足を骨折して入院されるということがありました。

「もしかして、このまま歩けなくなってしまうのでは……?」と私はひそかに心配していたのですが、その後、この方から電話がかかってきて、「同じ時期に同じく骨折で入院してきた20代の子より、早く退院できました!」と自慢されました(笑)。

血流がよかったため、ケガの回復も早かったようなのです。白血球が傷口にしっかりと届いた結果でしょう。

【抜け毛・薄毛】血液からの栄養不足

髪の毛と血は、一見なんの関係もなさそうに思えますが、じつは密接につながっています。

髪は古来から「血余《けつよ》」と呼ばれています。

「血の余り」、つまり**全身に血を巡らせたあとに余った血が向かう場所**とされているのです。

人間の体は命に関わる部分を優先的に機能させる力があります。ですから、全身の状態がよくないと、髪まで栄養が行き渡りません。

体が弱っているときにいくらヘアケアをしても、なかなか成果が出ないのはそういった理由です。

まずは自分の心身の健康状態を整えることを意識しましょう。

頭皮の血流がよくなれば、髪をつくっている毛母細胞に栄養や水分が十分に届き、健康な髪が生えてきます。

「髪のために大切なこと＝体のために大切なこと」でもあるのです。

血の循環が悪くなる5つの原因

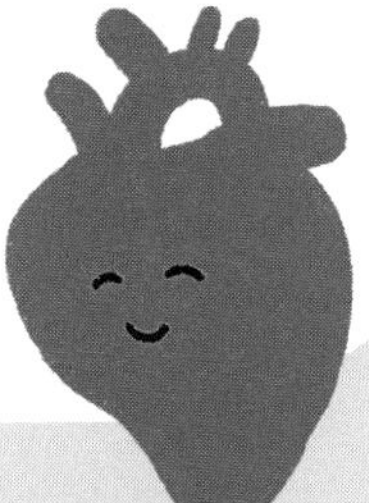

血流が悪くなると、さまざまな不調や病気が引き起こされることがわかったかと思います。

では、どうして血の循環が悪くなるのでしょう？

それには大きく分けて次の5つの原因があります。

①冷え
②血管の汚れ
③栄養不足
④筋肉不足
⑤ストレス

ひとつずつ見ていきましょう。

血の循環が悪くなる原因①　冷え

冷えるから血液の流れが悪くなり、血液の流れが悪くなると体は冷えます。「卵が先か、にわとりが先か」ではありませんが、冷えと血流の悪さは相互に関係しているのです。

人は寒いと、体を丸めてギュッと硬く縮こまりますよね。血管もそれと同じです。冷えると血管がギュッと収縮して硬く、そして細くなります。つまり、**冷えると血液が流れる量が減る**のです。

また、寒いと人の動きがゆっくりになるのと同じく、**血液の流れもゆるやかになり、勢いがなくなります。**

冷えを解消するためには、湯舟に浸かって体を温めることや、運動（階段の上り下りが効果的）、体が温まる食べ物、飲み物で内側から体を温めることなどがおすすめです。

血の循環が悪くなる要因②　血管の汚れ

血液がうまく流れない理由の2つめは、血管の中が汚れていることによるものです。

血の巡りがよく、肝臓や腎臓が正常に働いていると、老廃物はこまめに分解・ろ過されるので、血管の中は絶えずキレイに掃除された状態が保たれます。

ですが、血の循環が悪くなりそれらの働きが弱まると、掃除が行き届かなくなるため、血管が汚れてくるのです。

体内で汚れが処理できなくなると、かゆみや湿疹、皮膚疾患などの症状として体の表面に出てきます。さらに悪化すると、病気にもつながります。

血管をきれいにするために、体を温めて血流をよくすること、食生活ではオメガ3の油や食物繊維を多くとることを心がけましょう。

松葉のお茶を飲むのもおすすめです。

血の循環が悪くなる要因③　栄養不足

体は食べたものでできていますので、栄養が不足していたり、栄養が偏っていたりすると、血に「元気」がなくなり血液の流れも悪くなります。血流に勢いがなくなるのです。

自分の体調に合わせて足りない栄養素を補いながら、バランスをとっていくことが大事です。必要な栄養素については、第3章でご紹介します。

血の循環が悪くなる要因④　筋肉不足

年を重ねるにつれて、筋肉はだんだんと落ちていきます。運動量も減ることが多いでしょう。それとともに、血流も悪くなっていきます。

滝の水は重力に従って上から下に流れますが、血液は重力に逆らって足から心臓に向かい、下から上にも流れています。

このとき、ポンプの役目を果たすのが筋肉の力です。筋力が弱ると血液が体の上のほうまで行き渡らず、血の循環が悪くなります。

ですから、**日頃から軽い運動をして、筋肉をつけることも**血流をよくするために大切です。

血の循環が悪くなる原因⑤ ストレス

ストレスや、不規則な生活が続くことによって、血管の拡張や収縮をコントロールする**自律神経のバランスが乱れ、血流が悪くなる**こともあります。

忙しくてゆっくり休養がとれなかったり、家庭や職場での精神的・肉体的ストレスを解消できずにいたりすると、血液の汚れが慢性化していくため要注意です。

入浴や運動・ストレッチ、リラックスできる趣味などで定期的にストレスを解消することも大切です。

体温が1度下がると、
免疫力は30%下がる

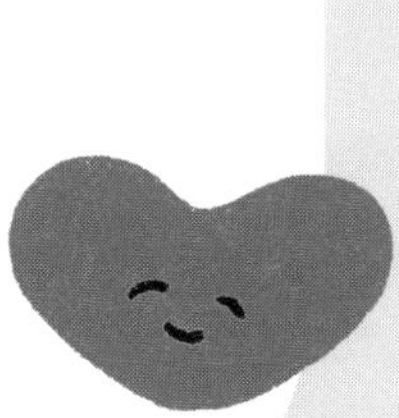

先にもお話ししましたが、血流が悪いと体温も低くなります。体温を調整するのも血液の役目だからです。

最近は、平熱が36度に満たないという人もけっこういますね。年齢を重ねるにつれて平熱が低くなりますが、体温が低いということは、血液が全身を隅々まで巡っていないということでもありますので、注意が必要です。

実際に、**体温が1度下がると、免疫力が30％低下する**といわれています。体温が低下すると、それだけ病気にかかりやすくなるということですね。

病気を防ぐためにも、体（血液）を温める必要があります。

健康でいるためには、まず病気にならないことが一番ですね。

そして、たとえ病気になっても、重症になる前に治せる体づくりをしましょう。そのために大事なのは、血流をよくすることです。

血液を温め、体の隅々まで血が行き届くようにするのです。

冷えている場所に病気は起きやすいからです。

理想の体温は36・5度。

そのくらいの体温だと免疫がしっかりと働いて、ウイルスや菌が入り込もうとしても水際で撃退してくれますし、たとえ入り込んだとしてもすばやく退治してくれるので、回復も早いです。

極端なことを言えば、インフルエンザなどにかかって体温が40度以上の熱が出ると、たとえ体内にがん細胞があっても小さくなります。そのくらい体温は重要なのです。

免疫力を上げるうえで一番大切なのが「腸」です。

免疫細胞の70%は腸にあるといわれています。ですから、腸を冷やさないことも大切です。

「腸が冷える」とは、体を冷やす飲食物をとることで胃や腸が冷えてしまったり、全身の冷えによって血液の流れが悪くなったりして、腸の機能が低下することを言います。

「腸が冷えた」と直接的に感じることは少ないかもしれませんが、冷たいものを食べたり、体全体が冷えて腹痛や下痢を起こすことで「お腹が冷えてしまった」と表現することもありますよね。

免疫細胞を元気にするためにも、血流をよくして腸を温めましょう。

また、3章で詳しく紹介する体を温める食べ物を取り入れるのもおすすめです。

そもそも
血液の役割ってなに？

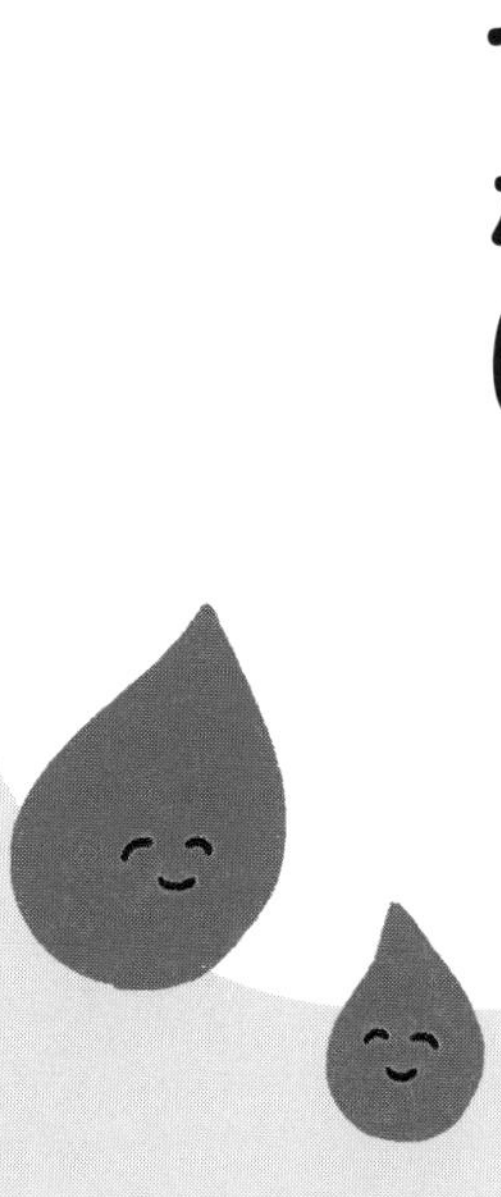

ここまで血流の話をしてきましたが、そもそも血液の役割って何でしょう？

血液には、大きく分けて3つの役割があります。


1つめは、先にもお話ししましたが、**体内の細胞に必要な酸素や栄養素を運ぶこと**です。

これは主に赤血球の役割で、健康な人の血液中に400万個ほどある赤血球が元気だと、体の隅々に存在する細胞までしっかりと酸素と栄養を運ぶことができます。

逆に、赤血球に元気がないと、酸素と栄養が体の隅々まで行き届かなくなるのです。


2つめは、**体内の不要なゴミ、二酸化炭素や老廃物を運び出すこと**です。

これは主に血液中の白血球の役割です。白血球は「体のお掃除係」です。

赤血球は１２０日で入れ替わりますが、役目を終えた赤血球も白血球が掃除してくれます。

白血球の働きが悪くなると、掃除が行き届かなくなり、血管が汚れて血液の通りが悪くなります。

３つめは、外から入ってきた**細菌やウイルスなどの異物を退治し、処理すること**です。

これも主に白血球の役割です。白血球は健康な人の血液中には４０００～５０００個あります。これらが体の隅々を見回って、おかしなところ、ひずみがあるところを見つけて修理してくれるのです。いわば、**体を見守る「ガードマン」のような役目**ですね。

白血球が元気だと警備も厳重になるので、ちょっとした菌やウイルスも見つけて、やっつけてくれます。

ちょっと詳しく言うと、白血球の中でもリンパ球が見回りの役目を果たしています。

リンパ球は、2000個以上ないと病気になりやすいといわれています。

風邪などを引いて熱が出るのは、白血球が菌と戦ってくれている証拠です。

若い人のほうが高熱が出やすいのは、それだけ白血球にパワーがあって、力強く菌と戦っているからです。歳をとると、白血球のパワーが落ちるため、高熱を出す力もなくなり、熱はさほど上がりません。

また、解熱剤で熱を下げてしまうと、たしかに熱は下がりますが、菌と戦えなくなるのでその分症状が長引くこともあります。

血液にはそのほかに、血小板という、血が出たときに血を固めて止める役割を持つ成分もあります。

血液は「数値」より「質」が重要

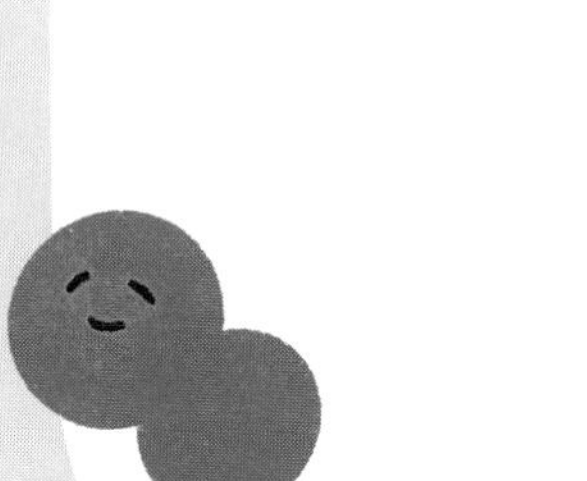

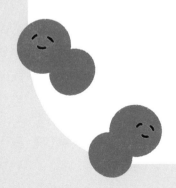

病院では、血液検査をすることが多いです。

血液検査の基準値は、20歳でも90歳でも、年齢に関係なく、みな同じです。でも、普通に考えて20歳の方と90歳の方では肌ツヤや肌のハリなど見た目からして大きく違いますよね。血管だって、20年使っているのと90年使い続けているのとでは状態が異なるのは明らかです。

家にたとえると、築20年の家より築90年の家のほうが故障しているところや修理が必要な箇所が多いでしょう。

それなのに、人間の場合は20歳も90歳も同じ基準で測っているのです。たとえば、最高血圧（収縮期血圧）が１４０㎜Hg以上、最低血圧（拡張期血圧）が90㎜Hg以上が高血圧症ですが、テレビＣＭなどでは、「１３０を超えたら高血圧」のように言われますよね。動脈は歳をとるほど硬く、細くなるため、だれでも血液の流れが悪くなります。

そのままでは大切な脳に十分な血液が届かないので、人体は心臓が強く打つよう自己調整して血圧を上げて、脳への血流を確保します。

昔は、年齢に90を足した数値が適正な血圧だと言われていた時代もありました。

わたしもそれくらいのほうがいいと思っています。

60歳の人ならば「60＋90」で150までなら毎日何回も血圧を測らなくてもいいと思います。

さほど高くもない血圧を、無理に薬で下げるとどうなるか。血流が低下します。もちろん、脳の血流も低下します。

しかし、**脳の健康を保つために、血流低下は問題が大きい**のです。

また、脳の血流が悪くなることで視力の低下も招きます。思考力も落ちてぼーっとします。血圧は基準値より少し高めくらいの人のほうが、いきいきと若々しい印象があります。

もちろん、高すぎる血圧はさまざまな病気を呼びます。上の血圧が180を超えるようであれば放置してはなりません。

「頭痛がひどいから病院に行ったけれど、どこも異常がなくて……」という人もいますが、異常がなければそもそも頭痛は起こりません。同じように「眠れないのですが、病院で調べても異常はなくて、原因がわかりません」という方もいます。原因がわからないのは、血液の「数値」だけを見ているからです。

病院では、赤血球は400万個あれば健康という判断になります。「数が足りていればOK」なのです。でも、果たして数だけでいいのだろうかと、私は思います。数値としては基準内だけれど、その「質」を調べてみると、実際には機能していない場合も多いからです。

重要なのは、血の「質」です。

機能していない箇所に「不調」は出ます。先の不眠の例で言えば、血液検査の数値は正常でも、頭の隅々まで血液や栄養が行き渡っていないから眠れないという症状が起こる場合が多いのです。

認知症予防にも血の質が関係する

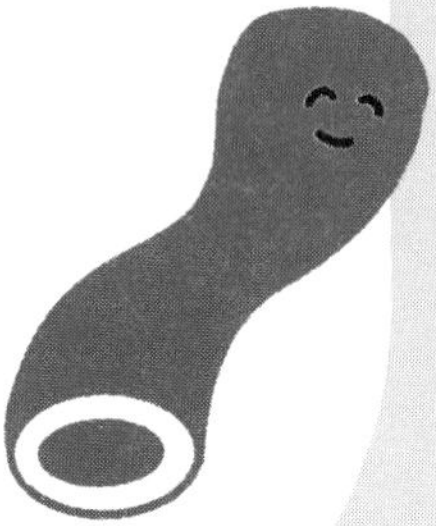

認知症にも、血液が大きく関係しています。

脳はたくさんの栄養を必要とする器官です。体のいろいろな箇所に指令を出すなど、24時間365日休むことなく働いています。

血液がしっかり脳内に巡り、栄養が届けられることで問題なく機能するのですが、栄養が足りないとうまく働かなくなることがあります。

つまり、**血流だけでなく、血の「質」も重要なのです。**

胃薬をよく飲む人は認知症リスクが高くなる傾向があるので、注意が必要です。

胃薬は胃酸を止める作用があります。胃酸を止めてしまうと、食べたものをうまく消化できなくなります。その結果、食物から栄養を吸収できなくなってしまうのです。

いくら栄養をとっても、吸収できなければ意味がありません。食物から栄養が吸収できないと、栄養分の少ない血液になります。

そして、**血液中の栄養が不足していたら、いくら血液の循環がよくても、脳にしっかりと栄養を与えることができません。**つまり、脳が栄養不足を起こしてしまうというわけです。

その結果、脳の働きが弱くなり、認知症を発症することにもつながるのです。認知症は「脳の冷え」から来るとも言えるでしょう。

もちろん、胃の調子が悪いときに胃薬を服用するのはいいのですが、症状が治まったと思ったら服用をやめましょう。

飲み続けていると胃酸が出ないばかりでなく、徐々に効かなくなり、だんだんと強い薬に頼らなければいけなくなります。

そして、強力な胃薬は強力に胃酸を止めます。胃酸を止めると、確実に消化力は落ちます。そして、脳や体に栄養が届きにくくなるのです。

また、血圧降下剤を飲んでいる人も注意が必要です。先にもお話ししたよう

に、歳を取るにつれて血圧は上がる傾向にあります。

それは、血液の流れがゆるやかになってくるため、血液を足のほうから心臓に向けて下から上に流すために、より一層の力が必要になるからです。

120の血圧で押しても頭のほうに血がいかない場合には、140、150、180……と血圧を上げて、血を巡らせようとします。わかりやすく言うと、それが血圧の上昇の仕組みです。

ところが、血圧が高いからといって血圧降下剤を飲むとどうなるでしょう。たしかに血圧は120くらいまで下がるかもしれませんが、代わりに血が頭までいきません。その結果、脳が栄養を得られなくなり、働きが弱くなります。

白血球が血管の掃除をしてくれなくなり、海馬にゴミがたまることなどから、認知症やアルツハイマーなどにつながっていく可能性があるのです。

血の栄養状態から
わかること

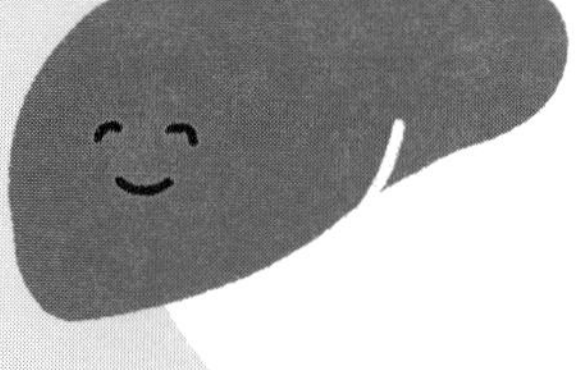

自分の血の栄養状態は、血液検査をすればおおよそのことがわかります。

会社で実施される健康診断や市民健診でも血液検査があるかもしれませんが、それらは一番簡易な検査で、項目数も非常に少なく情報が限られるので、ぜひ内科などで、より詳しく検査してみてください。

1回3000円程度かかりますが、項目数は一般的な健診の3倍ほどもありますから、これを見ることで自分の今の栄養状態が一目でわかります。

年に一度は自分の血液の栄養状態をチェックしておくといいでしょう。

総タンパク・アルブミン

「総タンパク」や「アルブミン」の数値を見ると、タンパク質が足りているかどうかがわかります。

総タンパクが7以下と低い場合は、タンパク質のほか酵素が不足しているかもしれません。

ただし、総タンパクの数値が高いからといっていいわけではありません。7・8以上の場合は、脱水症状（血液濃縮）が考えられます。

フェリチン

フェリチンは「貯蔵鉄」です。鉄が足りなくなると、体内に蓄えられたこのフェリチンが使われます。ヘモグロビンや赤血球よりも先に数値が下がるので、鉄の不足がわかりやすいです。

ちょっとだるい、疲れやすい、立ちくらみやめまいが起きやすい、貧血気味という方は特に調べておいたほうがいいでしょう。

フェリチンは最低でも12以上は必要です。女性の場合、20～30あればいいでしょう。欧米の産婦人科ではフェリチンの値が40以上ないと妊娠を許可しないほど、重要な値です。

コレステロール

コレステロールは体に悪いものというイメージがあるかもしれませんが、体内で細胞膜やホルモンなどの材料にもなる成分でもあるため、コレステロール値が低ければ低いほどいいわけではありません。

ただし、コレステロール値が高すぎると、血管が詰まって起こる、脳梗塞のリスクが高まります。

コレステロール値は、高すぎても低すぎてもよくないのです。

顆粒球・リンパ球

交感神経が優位だと「顆粒球」が増え、副交感神経優位だとリンパ球が増えるといわれています。

顆粒球のひとつである好中球は活性酸素を放出して病原菌などを攻撃してくれますが、好中球が多すぎると、放出する活性酸素によって正常な器官への攻撃が起こる可能性があります。

一般的に、「ストレス状態だと免疫力が下がる」といわれますよね。ストレス環境下では交感神経が優位になるので、顆粒球が放出する活性酸素による攻撃の危険が増し、自分の体を守る免疫を担当する細胞の数が減ってしまうことがあるのです。

逆に、副交感神経が優位になりすぎると、免疫機能が過剰に働く結果としてアレルギー症状に結びつくことが考えられます。

そのため、交感神経、副交感神経のどちらかが優位であればいいというわけではありません。

そのバランスを見るときに役立つのが顆粒球・リンパ球の数値です。

AST・ALT

AST（GOT）とALT（GPT）はどちらも肝細胞に存在している酵素

で、タンパク質の代謝には欠かせません。

そして、ビタミンB_6はこの酵素の補酵素となります。つまり、タンパク質代謝が正常に行われるにはビタミンB_6が欠かせないということです。

ビタミンB_6は他の様々なアミノ基転移酵素の補酵素として働くのですが、その中でも特にALTとASTの活性が高いといわれています。

この2つの数字は、20ぐらいで同じ数値になっている状態が一番理想的なのですが、どちらかが高かったり低かったりする場合、色々なパターンが推測されます。

ALP

ALPは、「アルカリホスファターゼ」という酵素で、「リン酸化合物」という物質を分解する働きがあります。ALPは肝臓を始め、腎臓など体内の様々な細胞でつくられます。

ＡＬＰは肝臓や骨などに多く存在し、これらの臓器がダメージを受けることで血液中に流れ出し、数値が高くなる場合もあります。

ＡＬＰは、亜鉛とマグネシウムがないと働くことができません。つまり、ＡＬＰの酵素活性が低下しているということは、亜鉛とマグネシウムが不足していることも疑われます。

ビタミンD・ビタミンA

ビタミンＤは骨の成長を促進する作用や、血中カルシウム濃度を調節する役割のある脂溶性ビタミンです。

またウイルスや細菌などの感染防御作用として免疫機能を高める働きも注目されています。

そして妊娠率や妊娠継続率にもビタミンＤが関係しています。

尿酸値

尿酸はタンパク質を原料につくられるので、尿酸値が低い場合はタンパク質不足が予測されます。

また、尿酸の原料となる核酸が不足している可能性もあります。核酸は肝臓でつくられ、赤血球によって全身に運ばれます。

核酸は細胞の生まれ変わりの際にも欠かせないものなので、アンチエイジングなどのためにも重要です。

そして尿酸には、体内でつくられる代表的な抗酸化物質としての働きがあります。人はビタミンCをつくることができませんが、そのかわりに抗酸化物質として働いているのが尿酸なのです。つまり、尿酸値が低下している人は、抗酸化力が低く活性酸素を除去する力が弱くなっている可能性があります。

あなたの血流を確かめてみよう

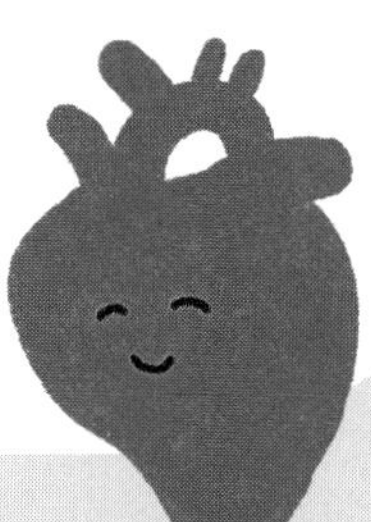

ここまで、血流に関するお話をしてきましたが、あなたの血流はどうでしょうか？

一番いいのは血液検査をして調べることですが、体の一部を見ることでも血流の状態が少しわかります。

まずは舌の裏側、歯茎、目の3箇所を調べてみましょう。

●舌の裏側

舌の裏側を鏡で見てみると、太い血管が2本通っているのがわかります。これが舌と同じような色なら健康です。**紫色だったり黒っぽかったりしたら、血流が悪い証拠**です。

舌の裏側が見にくい場合には、スマートフォンなどで写真を撮って拡大して見ると確認しやすいです。

●**歯茎**

歯茎の色はどうでしょうか。理想はキレイなピンク色ですが、赤黒くなっている場合は、血の流れが悪いということです。

●**目**

目はどうでしょう。目の下にクマができている、目が充血しているなどは、いずれも血流が悪い証拠です。

このほか、手のひらが赤い、顔に赤みがある、鼻の頭が赤いなども血の循環が悪いことで起こっています。

「赤いのだから血がよくめぐっているのでは？」と思うかもしれませんが、これは**「冷えのぼせ」**の状態です。**血の循環が悪いため、顔は熱いのに足元は冷たい**ことが多いです。

お湯を沸かすと、まず上のほうが熱くなり、下は冷たいままの状態になりますね。かき混ぜると均一の温度になります。

血液も同じで、健康なときは血がきちんと流れているため、体全体の温度が均一になるように保たれています。先のお湯の話で言えば、常にかき混ぜられている状態ですね。

しかし、血流が悪くなると、流れているところと流れが悪いところでばらつきが出てくるため、体の温度を均一に保てなくなります。

すると、お湯が上のほうから熱くなるのと同じく、体の上の部分にある顔だけが熱くなります。これが冷えのぼせです。

鼻の頭や手のひらが赤いのも、冷えのぼせです。足が冷たいことも多いです。

これらは血流が悪いために起こっているのです。

血管が弱り出すのは40歳から

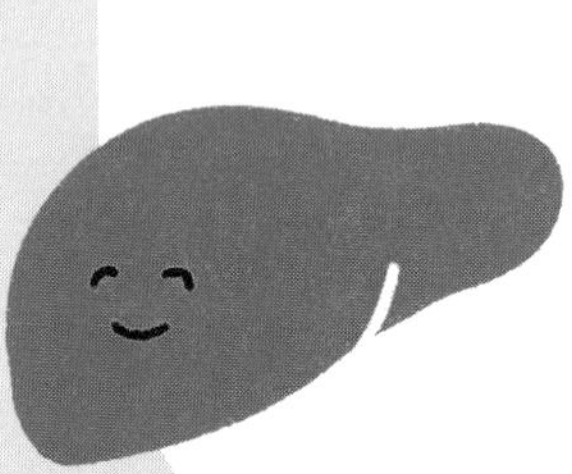

年齢とともに、体の衰えを感じる人は多いと思います。

あまり意識したことはないかもしれませんが、じつは体だけでなく、体内の「血管」も傷みが進んでいます。

たとえば、80歳の人なら血管を80年間使い続けているわけですから、傷まないほうがおかしいですよね。

体とともに血管も老化して柔軟性がなくなって硬く、そしてもろくなっていきます。

だいたい40代から血管は弱り出します。最近は、食事やストレスなどの影響で、血管年齢が実年齢よりも高い人が増えているといわれています。女性の場合は、閉経前後には注意が必要です。特に体にひずみが出やすい時期です。

また、食生活の乱れやストレスなども、血管の老化につながります。そして、血管を流れる血液の状態が悪いことも、血管に負担をかけてしまいます。

血管の健康を保つことは、血流をよくするためにもとても大切です。

血管を老化させる「ドロドロ血液」「ベタベタ血液」「ネバネバ血液」「ザラザラ血液」に注意

血液が体を巡る速さはどのくらいか知っていますか？

健康的な血液は、約50秒で体内を1周すると言われています。

成人の毛細血管の長さは、全部合わせて約9万km。なんと地球2周半にも及びます。

それを心臓からスタートして1分もかからずに隅々の細胞にまで駆け巡るのですから、相当な猛スピードですよね。

毛細血管の内径（円の内側の直径）は、約6～7㎛（マイクロメートル）です。1㎛は1，000分の1㎜です。

そこを、直径約8㎛の赤血球やそれよりさらに大きい白血球（直径約6～30㎛）が身をよじりながら通り抜けていくのです。

ところが、**食生活が偏り、血中のコレステロールや中性脂肪、糖などが多くなりすぎると、血液はドロドロになります。**

このようなスピードでは流れなくなるのです。喫煙によってニコチンが血中に含まれる場合も同様です。

また、赤血球や白血球が通り抜けることができなくなるため、血管の手前でよどみはじめます。

これがいわゆる「ドロドロ血液」と呼ばれる状態です。

ドロドロ血液では、白血球同士がくっついたり、血小板が集まったりして、血液の流れがどんどん悪くなる悪循環が生まれます。

さらに、**体内の糖分が多くなると、血液はベタベタになります。**

ジュースを机にこぼすと、机の上がベタベタしますよね。ジュースに含まれる糖分が机に付着するからです。

体内でも同じ現象が起こります。

糖分を多くとると、血管内では赤血球同士がひっついて同じようにベタベタになるのです。

そして、血管が硬くなり、柔軟性がなくなります。


また、風邪をひいたときなど、**体に炎症反応があると、白血球は細菌を探すために粘着性を高めます。**血管にくっつきやすくなり、血液の流れが悪くなります。

これが「ネバネバ血液」の原因です。

風邪をひいているときに顔色が悪く見えるのは、白血球が血液の流れを悪くしているためです。

ストレスや喫煙によっても、白血球の粘着性は高まります。

お酒をよく飲む人は、ザラザラな血液になりやすいです。

アルコールや糖質のとりすぎは、中性脂肪を増やします。

血液中に増えすぎた脂肪分を分解するときに出る、残りかすのようなもの（レムナント）が増えてくると、血小板の凝集能（ひっつきあって大きくなる機能）が高まります。

それによって血管の壁が狭くなり、血流が悪くなってしまうのです。

血管に悪影響を与える生活習慣になっていないでしょうか。

次からは、あなたの血管の状態をチェックしていきましょう。

あなたの血管年齢をチェックしてみよう

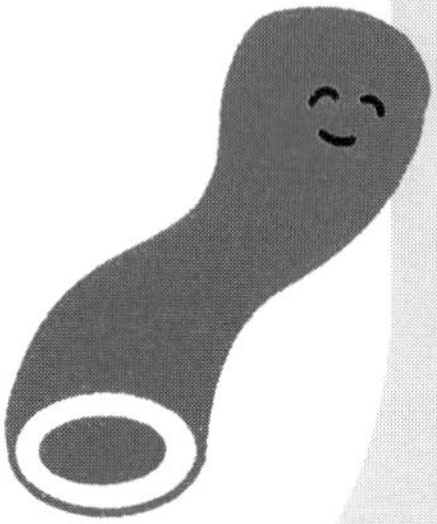

あなたは、自分の「血管年齢」を調べたことはありますか？

血管年齢とは、血管の老化度、つまり動脈硬化がどれだけ進んでいるかの指標になるものです。動脈硬化が進行すると、心筋梗塞や脳卒中などの病気につながるリスクもあります。

血管をしなやかで弾力のある状態で保つには、毎日の正しい生活習慣が大切です。

また、もし今の血管年齢が実年齢より高いとしても、生活習慣を変えれば、血管年齢を若返らせることもできます。

あなたの血管年齢は年齢相応の若さを保っているでしょうか？

まずは自分の血管の状態を知ることからはじめましょう。

さっそく次のページのチェックリストで確認してみてください。

血管年齢チェック表

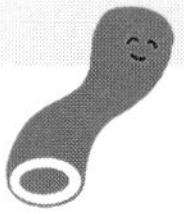

当てはまる項目にチェックをつけてみましょう。

- □ 年齢は、【男性：45歳以上／女性：55歳以上】である
- □ 魚よりも肉類や脂っこいものをよくとる
- □ スナック菓子やケーキなど甘いものをよく食べる
- □ 塩辛いものや味つけの濃いものが好き
- □ 野菜や果物をあまりとらない
- □ お腹いっぱいになるまで食べてしまう
- □ 食事時間が不規則、夜遅く食事をとることが多い
- □ 間食が多い
- □ 食事は外食や市販の弁当が多い
- □ お酒を飲む機会が多い
- □ 喫煙している
- □ 血圧が高め
- □ 血糖値が高め
- □ 中性脂肪や悪玉コレステロール値が高め
- □ 血液検査でクレアチニンの値が高い
- □ 両親や兄弟に脳卒中、心筋梗塞、狭心症で倒れた人がいる
- □ 過労や睡眠不足が続いている
- □ 一晩寝ても疲れがとれない、寝覚めがすっきりしない
- □ 運動不足だと感じる
- □ 職場や家庭でストレスが多い
- □ これといった趣味がなく、休日は家でゴロゴロしている
- □ 物忘れが多い
- □ 肩こりがある
- □ 腰痛がある
- □ 関節痛がする
- □ 目がショボショボする
- □ むくみやすい
- □ 手足が冷えやすい、冷え性
- □ 体が重い、だるい
- □ 髪にハリ・ツヤがない
- □ 肌がくすみがち、肌あれ気味
- □ せっかちでイライラしやすい
- □ 几帳面で責任感が強いところがある
- □ いつも時間に追われている感覚がある
- □ 階段をのぼると胸がしめつけられることがある

いかがでしたか？　当てはまった項目を数えてみてください。

・0～3個のあなたは……おめでとうございます。血管は実年齢以上の若さを保っているようです。

・4～7個のあなたは……血管年齢は実年齢と同程度です。このままの調子でいきましょう。

・8個以上のあなたは……血管の老化がかなり進んでいる可能性があります。少し生活習慣をあらためましょう。
また、自覚症状がある場合には医師に相談してみたほうがいいでしょう。

当てはまる項目が多かった方は、これから本書で紹介する、血流を整える習慣をぜひ取り入れてみてください。

2章

まずは、自分の体を知ることから

自分の体に合った健康法を選ぶ

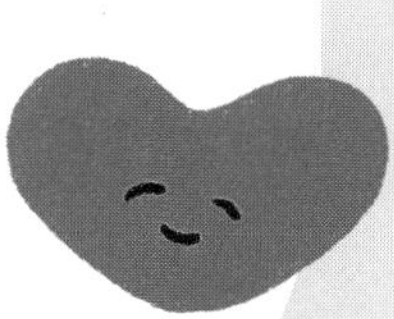

最近は、テレビでも雑誌でもネットでも、毎日のように「健康法」に関する話題が取り上げられています。

そして、自分に合っていない健康法を試して、かえって体調を崩している方も、なかにはいらっしゃいます。

たとえば、血流をよくするために「一日に水を2リットル飲みましょう」といわれることがあります。

たしかに、暑がりな人（体が常にほてり気味の人）や油っこいものや甘いものが好きな人は、水分を多くとったほうがいいでしょう。

血液中の糖分や脂質が多く血液がドロドロになっている可能性が高いので、それを薄めるために水分が必要だからです。

けれど、体内に水がたまっている人、水はけが悪い状態の人がこれをやると、かえって体調が悪くなります。

漢方では、水が体内にたまっている状態を「**水滞**《すいたい》」といいます。

第6章で詳しくお話ししますが、ここで言う「水」とは、汗や唾液、尿、胃液、腸液など、あらゆる体内の濃密液や排出液を指します。

水の流れが悪い人は、次のような症状が見られることが多いです。

● 体がむくんでいる
● ひざに水がたまっている
● 朝、起きたら体がこわばっていて、指が曲げにくい
● 頭に石が乗っている感じ、頭が締め付けられる感じがする
● めまいがする
● 雨が降る前や台風が近づいているとき、気圧の関係で頭痛がするほど体調が悪くなる
● お腹が張りやすい

● 下痢や軟便になりやすい

これらの症状がある人は、水をたくさんとるのは逆効果。まずは体内の水はけ（水分代謝）をよくすることが必要です。

小豆や大豆などの豆類や小豆の煮汁、とうもろこしのひげ茶、きゅうりや冬瓜、ニガウリなどのウリ類などを積極的にとるといいでしょう。体内の水分代謝を促してくれます。

このように、世の中で「いい！」といわれている健康法が必ずしも自分に合うとは限らないということも知っておいてくださいね。

自分の今の体の状態を知った上で、それに合わせた健康法を選ぶことが大切なのです。

内臓の状態を
チェックしてみよう

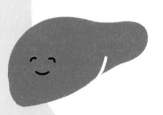

特にお酒を飲む人は、肝臓の数値が気になるのではないでしょうか。検査の数値が基準値内に収まっていると、「よかった！　これで安心してこれからもお酒が飲める」と思ってしまっていませんか？

「若い頃はガンガン飲めたのに、年を重ねるごとに酒に弱くなった。つい昔のペースで飲んでしまい、翌日は二日酔い……」

などと感じているとしたら、それは肝臓が弱ってきているサインかもしれません。


加齢によって肝臓の機能が落ちると、アルコールを分解するスピードが遅くなります。そうすると、同じ量を飲んだとしても、肝臓がきちんと機能していたときよりもアルコールの血中濃度が高くなってしまいます。

また、人間の体内の水分比率は赤ちゃんの頃は80％と非常に高いのですが、加齢とともにその比率は下がっていきます。そして60歳以上になると50％台になってしまいます。

アルコールを摂取すると、アルコールは体内の水分の中に溶け込みます。体内の水分量が少なければ、アルコールを溶かす対象の量が減り、血中のアルコール濃度が高くなりやすいので注意が必要です。

舌の「コケ」は内臓の状態を映す鏡

自分の舌をよく見てみてください。

表面にざらざらした「舌苔《ぜったい》」と呼ばれるコケのようなものがついています。

これは、口の中の細胞がはがれ落ちたものや食べカス、口の中の細菌などからできているといわれています。

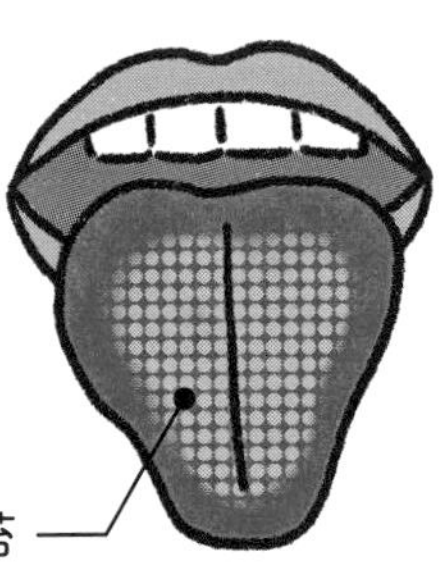

舌苔は、内臓を映す鏡ともいわれます。

通常は白っぽいですが、黄色っぽい場合は水分代謝が悪いです。

また、**舌の中央が凹んでいる、舌の縁が歯に当たって歯形がついている、舌の縁が波のようにひだ状になっている場合は、漢方で言う「水滞」の状態です**（6章で詳しくお話しします）。

水分の代謝が悪くなっている状態ですから、体内の水の流れをよくすることからはじめましょう。

「舌のコケを磨いて落としましょう」というテレビCMが以前ありましたが、磨いたところで取れません。むしろ、口臭がひどくなることがあるのでやめたほうがいいでしょう。

舌のコケは内臓の状態を映す鏡ですから、舌をきれいにしようとする前に、内臓の状態を改善する必要があるのです。

ムリなダイエットは子宮の機能を「冬眠」させる

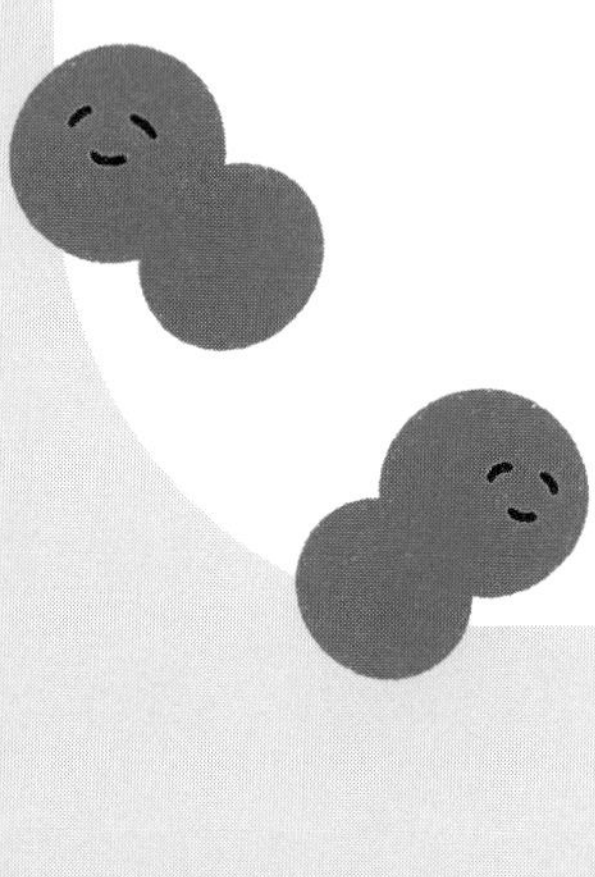

「夏までにやせたい！」と、リンゴやこんにゃくしか食べないような極端なダイエットをした経験のある女性もいるのではないでしょうか。

1カ月に5キロやせたのはいいけれど、生理が止まってしまったという話もよく聞きます。それは、体に栄養が送られなくなったために起こる症状です。

体は、栄養がなくなると「省エネモード」に切り替わり、体の一部を冬眠させることで生き延びようとします。

でも、心臓や脳の機能を止めてしまったら死んでしまいますし、腎臓を止めたら尿が出なくなって、これまた問題です。

ですから、命にかかわらない器官の機能を止めよう……ということで、子宮の機能を停止させるのです。その証拠に、普通に食事をとり始めると、たいていの場合、しばらくすると生理がまた復活します。

極端に減らしすぎる、野菜や果物だけなどで食事制限すれば体重は減りますが、栄養不足や偏りによって体に負担をかけます。体重は減ったとしても、体には深刻なダメージが蓄積されている場合が多いので、注意が必要です。

「断食（ファスティング）」が効果的な場合もある

ただ、不妊治療で卵子が取れないという人には、２、３日の断食をおすすめすることがあります。

人は空腹を覚えると「子孫を残さなければ」という思いが脳で働いて、生殖器が活発化するのです。排卵が起きなかった女性が断食をしたことで排卵するようになったという例がいくつもあります。

もし「子どもが欲しいけれど、なかなかできない」という場合には、一度断食をしてみるのもいいでしょう。

断食が食事制限によるダイエットと異なるのは、体内から体質改善、デトックスを促すという点です。

内臓を休ませて、**本来食べ物の消化と吸収に使われるはずのエネルギーを排泄機能に集中させることで、デトックス効果を発揮してくれるのです。**

体内にたまってしまった老廃物の排出を促してくれます。

胃腸を休ませることでほかの臓器も働き出すので、普段食べすぎることが多い人にもおすすめです。

2、3日の断食をするのはきついという場合、**16時間くらい食べ物を胃に入れない「プチ断食」**をするだけでも違います。

夜20時までに食べて、朝食を抜くだけで16時間になりますから、比較的楽にできるのではないでしょうか。

自分の血圧を知ろう

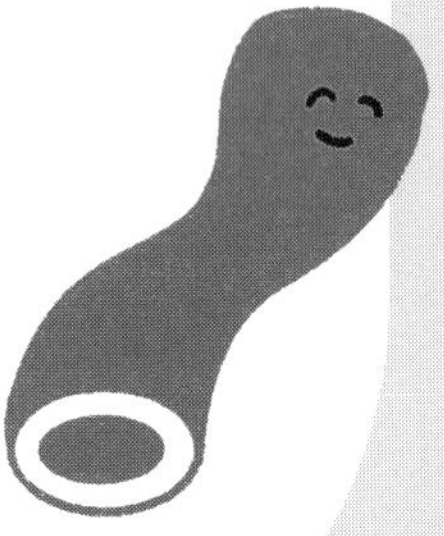

血圧は、なぜ高くなってしまうのでしょうか。
その原因の1つが、動脈硬化です。
動脈硬化は、血管の一番内側にある内皮細胞の機能低下によって始まります。喫煙や高血糖も、内皮細胞の機能を低下させ、血管が広がりにくくなる原因です。

血管の内皮細胞は、血流が速くなると、血管拡張物質である一酸化窒素（NO）をつくり、放出します。するとと、一酸化窒素の作用で血管を収縮させる平滑筋の緊張がゆるみ、血管が広がります。

血管を広げる働きは、放出される一酸化窒素の量に左右され、一酸化窒素が不足すると血管は硬くなり、逆に十分に出ていると血管をやわらかい状態に保つことができるのです。

手の指を握ったり開いたりする「グーパー」を繰り返すことでも、血流を加速させ、血液中の一酸化窒素を増やすことができます。

血圧は常に一定ではなく、健康な人であっても一日の中で変動しています。1日20㎜Hg～30㎜Hgの変化があり、中には50㎜Hg変動する方もいます。

血圧は、体を動かしたり、緊張したり、話したり、気温や体温などいろんな要因でいつも変化しているのです。

ですから、測るたびに違うのは当たり前のことです。

自宅で血圧を測っても正常なのに、病院で測ると高くなる方もいます。

これは、普段と雰囲気の違う病院の中に入ることで精神的ストレスを受け、それが交感神経を刺激して血圧を上げてしまうからだと考えられています。

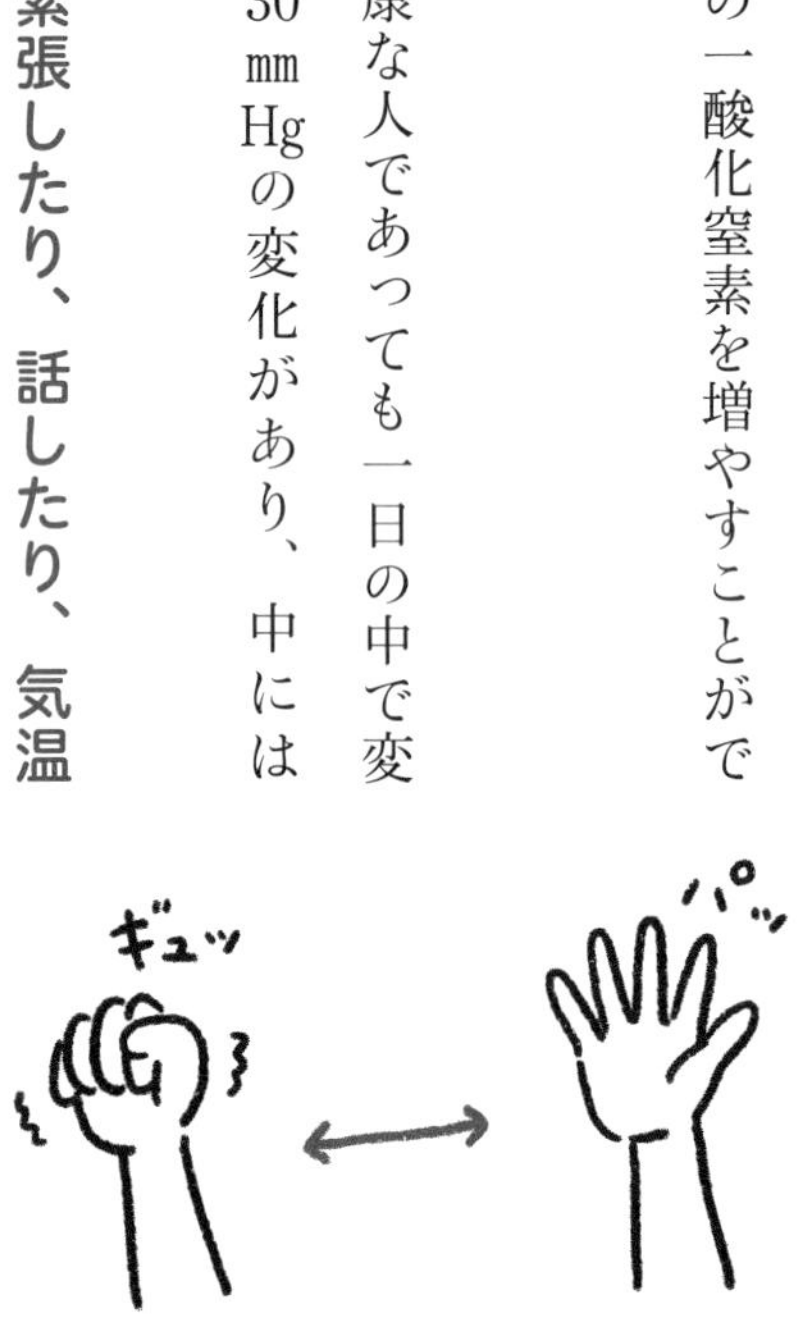

左右で血圧が異なる場合は動脈硬化を疑う

普通、血圧はどちらか片方の腕でしか測らないと思いますが、私の漢方薬局には両腕を同時に測れる血圧計があり、両腕の血圧を測定することがあります。

通常は左右どちらの腕で測っても血圧はそう変わりません。

左右の血圧の差が異常に大きい場合は「動脈硬化」によって、腕に行く血管が細くなっている可能性があるので、専門医に診てもらった方がよいでしょう。

両手の血圧を同時に測るのは特別な機器がないとなかなか難しいですが、いつも測っているのと反対の腕で血圧を計測してみるのもひとつの手です。

いつも同じ腕で血圧を測定しているという方は、ぜひやってみてください。

コレステロール値は下げすぎない

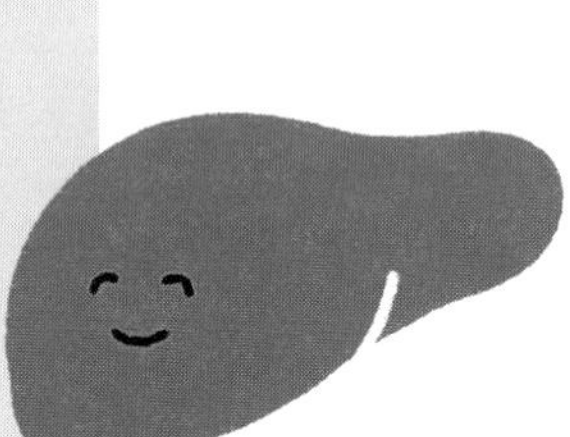

コレステロールは「とりすぎに注意しましょう」と言われることが多いですよね。

でもじつは、**ホルモンや細胞をつくるのに重要なもの**でもあります。

特に、女性ホルモンと関係しています。

コレステロールには、「悪玉（ＬＤＬ）コレステロール」と「善玉（ＨＤＬ）コレステロール」があります。悪玉（ＬＤＬ）コレステロールは全身にコレステロールを運ぶ働きを持っていて、善玉（ＨＤＬ）コレステロールは体内で使われなかったコレステロールを回収してくれます。

女性ホルモンの「エストロゲン」は、悪玉（ＬＤＬ）コレステロールの生成を抑制したり、余分な悪玉コレステロールを肝臓が回収することを促す作用があるため、女性は悪玉コレステロールが上がりにくい傾向にあります。

加えて、エストロゲンには、善玉（ＨＤＬ）コレステロールを増やす働きもあるため、悪玉と善玉の量のバランス（Ｌ／Ｈ比）維持にも貢献しています。

しかし、更年期になると、そのエストロゲンが急激に減少してしまうため、コレステロール値が高い方が多くなるのです。

基準値内であっても、コレステロール値が低すぎるのはあまりよくありません。

いわゆる「妊活」をしている人の血液検査結果を見てみると、総じて妊娠しにくい人はコレステロール値が低いです。

病院で診てもらっても、基準値内なので「正常で健康」だと判断されることも多いですが、妊娠したいならホルモンをつくるコレステロール値を上げたほうがいいでしょう。

また、コレステロールは、**細胞膜・ホルモン・胆汁酸・ビタミンDの材**

料になるなど、実に様々な働きをしていて、コレステロールが低すぎると、これらの機能に影響が出てきます。

コレステロールは、女性ホルモンや副腎皮質ホルモンの材料になるため、低すぎるとホルモンバランスの乱れやストレス耐性の低下、気力の低下にもつながります。

コレステロール不足で細胞膜が弱くなると、かぶれ、皮膚炎、溶血なども起こりやすくなります。

さらに、胆汁酸もつくられにくくなり、脂溶性ビタミンが吸収できず、ドライアイ、乾燥肌、免疫や粘膜代謝の異常も起こりやすくなります。

また、花粉症やそのほかのアレルギーのリスクも高まります。

このように、コレステロール値は、低ければ低いほどいいというわけではないのです。

腸内環境を整えることの効果とは？

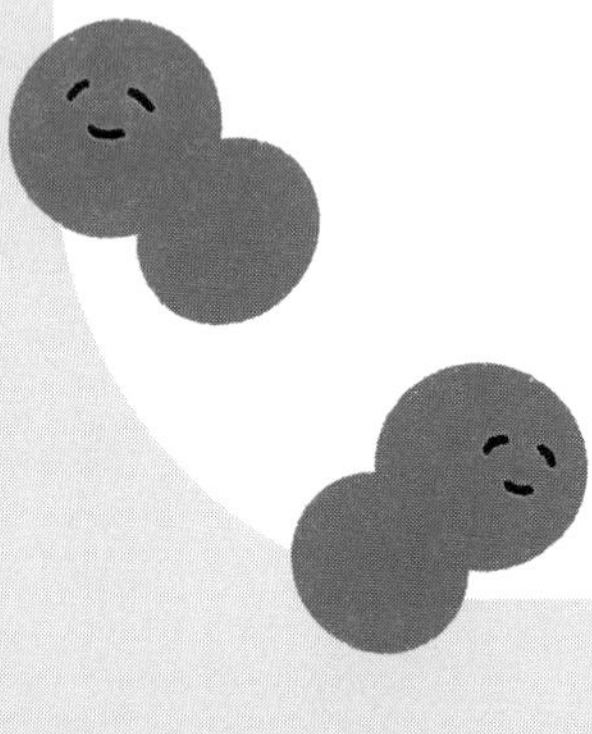

腸が元気になると、どのようなメリットがあるのでしょう？

腸には大腸と小腸がありますが、食べたものの栄養の吸収は、ほぼ小腸で行われます。そこから吸収された栄養で血液がつくられて全身を循環しますので、**腸内環境が整うと巡る血がきれいになる**と考えられます。

そして、腸内の免疫細胞を活発にすることで、**免疫力低下を防ぐ**こともできるとされています。

加えて、幸福感に満たされて穏やかになり、パフォーマンス力がアップする効果も見込めます。

人間の体内では「セロトニン」という神経伝達物質が分泌されていて、精神を安定させてストレスを軽減する効果があることから、別名〝幸せホルモン〟とも呼ばれています。

実はこのセロトニンのほとんどは腸内で作られます。**腸内環境がよくなる**

と、セロトニンが多く分泌されるため、幸福を感じやすくなります。

さらには**美肌になる、やせやすい体質になる**など、いいことづくしです。

「血液の質は腸でつくられる」ともいわれます。腸の状態がよければキレイな血液が、悪ければ汚い血液がつくられるのです。

腸の働きが悪い、もしくは「いい便」が出ていないかも、という人はぜひ、腸を動かす習慣をつけましょう。

腸内環境を整える習慣を取り入れよう

いつでもできる、簡単な腸の動かし方をお教えします。

まずは、**お腹と背中をくっつけるようなイメージでお腹を凹ませます。**

お腹に力が入ることで、腸も刺激されます。

次に、**肛門を意識してキュッと締めてみましょう。**これを10回繰り返します。毎日続けるうちに腸が動きはじめます。

不健康な腸の代表は、便秘が慢性化した状態です。便が長く腸内にとどまると、腐敗が進み、悪玉菌が増加。悪化した腸内環境で発生した有害物質は血液に乗って、全身を巡ることになります。

不健康な血液は、赤血球がくっついていたり、変形していたり、完全に壊れてしまっている場合もあります。そんな血液では、酸素や栄養をきちんと運べませんし、細い末梢血管を通ることもできません。**汚れた腸でつくられる血液では、酸素や栄養を全身に届けることができない**のです。

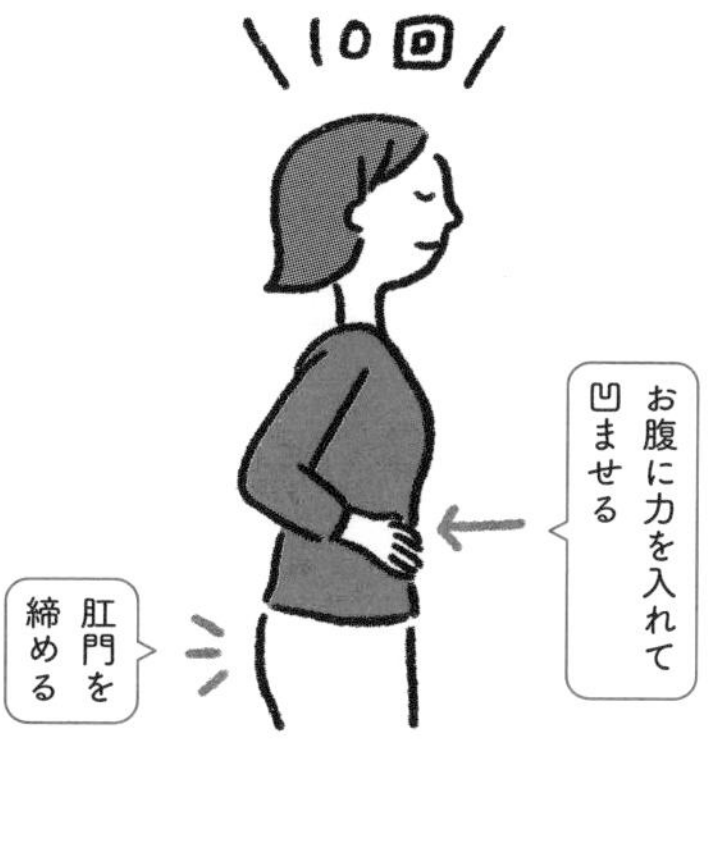
10回
お腹に力を入れて凹ませる
肛門を締める

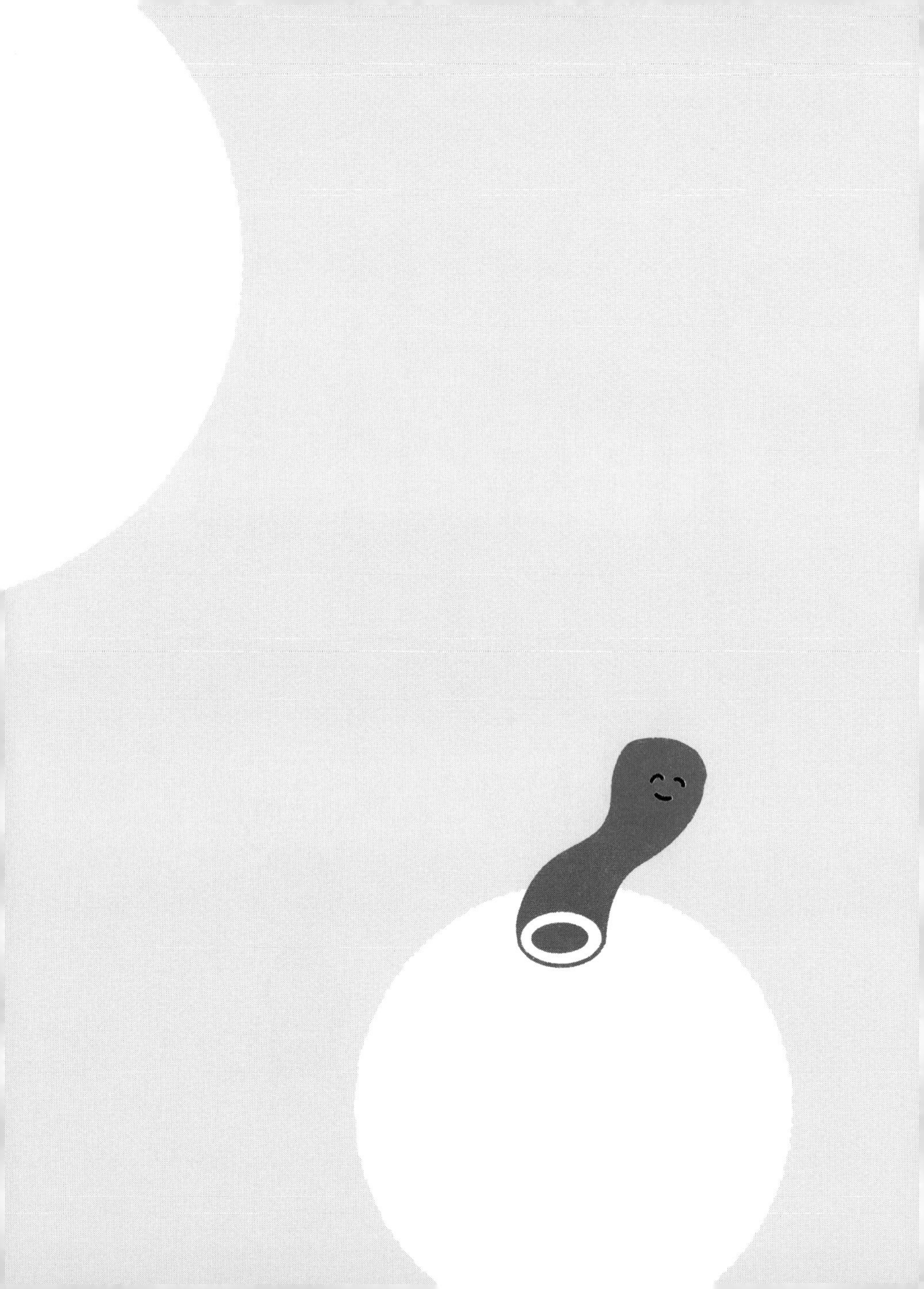

3章

体の内側から血流を改善！

【食事編】

「食事」×「運動」×「睡眠」のバランスを整える

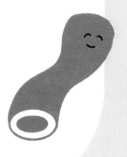

血流をよくするには、「食事」「運動」「睡眠」の3つのバランスを整えることが重要です。

食事にだけ気をつけて体をまったく動かさないのも、ごはんをしっかり食べて運動もしているけれど、いつも夜更かししていたり、眠りが浅かったりしているというのも、どちらも血の循環は悪くなります。

大事なのは、食事と運動と睡眠、どれもそれなりに整っていること。

すべてを完璧にする必要はありませんが、「どれかひとつを改善しよう！」ではなく、「どれも少しずつ整えていこう」と考えましょう。

3つのバランスが整いはじめると、血流はよくなります。

すると、不調はみるみる改善され、毎日を快適に過ごせるようになるでしょう。

「何を食べるか」よりも「いかに消化吸収するか」

血液は食べ物からの栄養を得ることによって、元気に働くことができます。まさに、**血は食べ物からできている**のです。

厳密に言えば、食べ物に含まれる「栄養」が体内に消化吸収されることが大事です。ただ食べ物を摂取するだけでは、栄養分は体内には取り込まれません。

食べたものが消化、分解されてはじめて栄養分が吸収され、体内に取り込まれ、体は食べ物から栄養をもらった状態になるのです。

いくら栄養のある食事をとっても、うまく消化、分解、吸収、そして代謝されなければ、はっきり言って意味がありません。

もし血に栄養が足りていないのであれば、**何の栄養素が足りないのかだけ**

でなく、栄養素が吸収されていない原因も探ることが大事です。

たとえば、
・胃酸が不足していて、消化が悪くなっている
・腸に炎症が起きていて、栄養素の吸収が悪くなっている
・重金属が体内に蓄積して、栄養素の代謝が阻害されている
なども考えられます。

また、これらの原因が互いに影響し合っている可能性もあります。
それぞれの原因によって、対処法も変わってきます。
そして、そもそもなぜ胃酸が不足しているのか、腸に炎症が起きているのか、重金属が蓄積しているのかといったことについても、考える必要があります。

このように、栄養のある食べ物をとるのが大事なのはもちろんですが、**それを消化吸収できる体づくりをしておく**ことも大切なのです。

血の質にかかわる栄養素

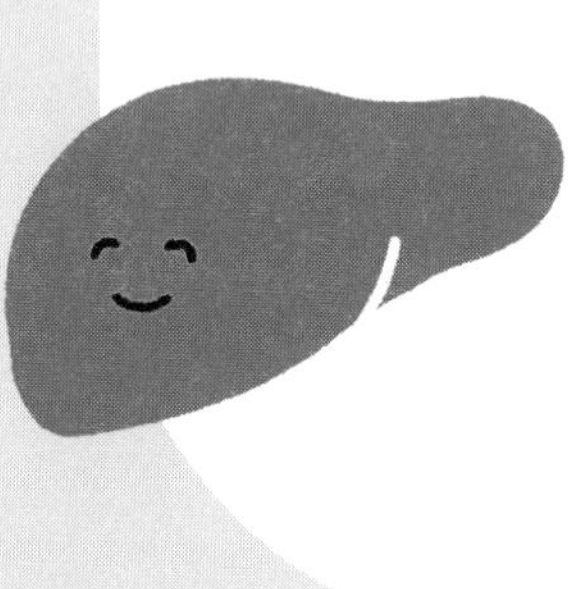

体の維持に欠かせない「タンパク質」

タンパク質は、糖質、脂質とともに三大栄養素の1つで、新陳代謝を繰り返す体の維持には欠かすことができません。人間の体の主成分は筋肉・骨・歯・内臓諸器官・血液・ホルモン・酵素・皮膚・毛髪に至るまでタンパク質です。

食物のタンパク質は、20種類のアミノ酸が組み合わされてできますが、このうち9種類は体内で作ることができないために必須アミノ酸と呼ばれます。必須アミノ酸が1つでも欠けると体タンパクを構成することができなくなります。

タンパク質は、体内でアミノ酸に分解され、身体の重要な構成要素となりますが、これらは次々に新陳代謝をしていきます。タンパク質は毎日、毎回の食事で適切に必要量が補給されなければなりません。

古い細胞が分解されてタンパク質は再利用されますが、それだけでは足りません。タンパク質は毎日、体重1キロ当たり最低約1グラム必要とされています。タンパク質は赤身肉、まぐろ類、卵、豆腐などに多く含まれています。

血をつくるのに欠かせない「鉄」

人に不可欠な栄養素の1つである鉄は、不足すると貧血になることが知られています。また、鉄分が不足すると集中力低下や頭痛、食欲低下といった症状もあらわれます。体内の鉄は、**その約70%が血液中の赤血球をつくるヘモグロビンの成分**になっていて、約25%は肝臓などに貯蔵されています。ヘモグロビンは、呼吸でとり込んだ酸素と結びつき、酸素を肺から体のすみずみまで運ぶという重要な働きをしています。

鉄には、動物性食品に含まれるヘム鉄と、植物性食品に含まれる非ヘム鉄（無機鉄）の2種類があります。ヘム鉄はカツオやクロマグロ、赤身肉などに多く含まれ、非ヘム鉄は卵、牛乳、大豆、小松菜などに多く含まれています。

赤血球をつくるサポートをする「銅」

銅は、**鉄から血液中の赤血球がつくられるのを助ける栄養素**です。体の中には骨、骨格筋、血液を中心として成人で約80㎎存在しています。赤血球中のヘモグロビンという赤い色素は鉄を成分としていますが、銅はこのヘモグロビンをつくるために鉄を必要な場所に運ぶ役割をしています。このため、鉄が十分にあっても銅がなければ貧血になってしまいます。銅は体の中の数多くの酵素となり、活性酸素を除去する働きや、骨の形成を助ける働きもしています。

銅は、牡蠣、するめなどの魚介類、レバー、ナッツ、大豆、ココアなどに多く含まれます。

細胞の活性化のために重要な「亜鉛」

亜鉛はミネラルの1つで、**タンパク質、酵素、核酸、コラーゲンの合成に重要な働きをします。**エネルギーをつくるために必要な酵素を初め、約300種類の酵素が働くために不可欠です。DNA、RNAの合成や修復に関係する酵素にも亜鉛が含まれており、亜鉛がなければ細胞もつくれません。また、老化やがんを促進する活性酸素などのフリーラジカルを抑える働きがあります。有害な重金属や薬物に対する解毒機能も持っています。

牡蠣やウナギなどに多く含まれています。

アミノ酸の代謝を助ける「ビタミンB_6」

ビタミンB_6は、**補酵素（酵素の働きを助ける成分）として多くのアミノ酸の代謝を助けています。**免疫機能の正常な働きの維持、皮膚の抵抗力の増進、赤血球のヘモグロビンの合成、神経伝達物質の合成などの生理作用もあり、脂質の代謝にも関与しています。

サンマ、鮭、いわし、さば、鶏ささみ、豚肉、くるみなどに多く含まれます。

細胞の健康維持に欠かせない「ビタミンB_{12}」

ビタミンB_{12}は核酸の生合成に関与することから、**すべての細胞の健康を維**

持するために必須の栄養素です。赤血球のＤＮＡの合成に必要な補酵素の役割をし、赤血球を形成・再生し、貧血を防ぎます。ビタミンB_{12}が不足すると無気力、集中力の欠如、記憶力の低下を招きます。さらに悪化すると運動神経の低下、手足のしびれなど末梢神経の症状が出てきます。

サンマや、アサリ、シジミなどの魚介類に多く含まれます。

ビタミンB_{12}とともに血液をつくる「葉酸」

葉酸は、**タンパク質や細胞をつくるときに必要なＤＮＡなどの核酸を合成する重要な役割があります。**このため、赤血球の細胞の形成を助けたり、細胞分裂が活発である胎児の正常な発育にも大切な働きをしています。

葉酸は、ビタミンB_{12}と協力して血液をつくる働きがあります。

葉酸を含む食べ物としては、焼きのり、乾燥わかめなどの海藻類や枝豆、アスパラガス、チーズなどが挙げられます。

血の巡りが
みるみるよくなる食生活

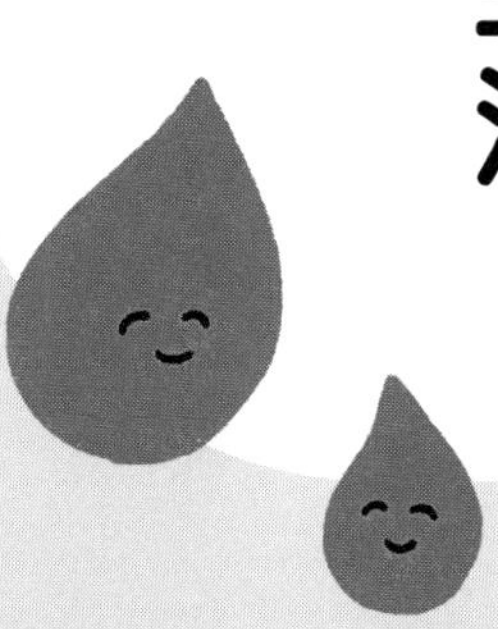

若さの基準は年齢だけでなく、**「血の循環がいいか悪いか」**によるところも大きいです。近代医学の基礎を築いたといわれるカナダ出身の医師・ウィリアム＝オスラー博士も、「人は血管から老いる」という言葉を残したほどです。

血流がいいと、食物の栄養が体内のすみずみまで行き渡り、細胞の代謝もよくなります。それが若さにつながるのです。

ここでひとつ、若返りに必要な呪文をご紹介したいと思います。

「オサカナスキヤネ」です。

これは、食べたほうがいい食品の頭文字を取ったものです。具体的に見ていきましょう。

【オ】お茶（緑茶）・オリーブオイル・お酒（赤ワイン）

お茶や赤ワインには、ポリフェノールの一種である「タンニン」と「カテキン」が含まれています。渋みのもとが「タンニン」です。

ポリフェノールは抗酸化作用を持ち、悪玉コレステロールの酸化を抑える働きがあり、動脈硬化の予防に役立ちます。なかでもタンニンには特に強力な抗酸化力があります。

オリーブオイルに含まれる「**不飽和脂肪酸**」には、悪玉コレステロールを減少させ、ドロドロ血液を撃退する働きがあります。また、動脈硬化や高血圧の予防効果が見込めます。

【サ】魚

魚の中でも、特にサバやアジ、イワシ、サンマなどの「青魚」がおすすめです。青魚に含まれる不飽和脂肪酸の一種である**ドコサヘキサエン酸**（**DHA**）や**エイコサペンタエン酸**（**EPA**）には、血管壁の細胞膜をやわらかくする働きがあり、血流を改善し、血液をサラサラにする効果が期待できます。

DHA、EPAは必須脂肪酸といって、人の体内ではつくることができません。体を構成する成分でもあるので積極的に食べましょう。

【カ】海藻

わかめ、もずく、昆布、ひじきなどの海藻類のぬめり成分**アルギン酸**には、余分なコレステロールを減らし、血糖値の上昇を抑える働きがあります。また、新陳代謝を活発にする「ヨード」という成分も多く含まれ、血液の流れを促進します。食物繊維も豊富なので、体内の老廃物の排出を促してくれます。

【ナ】納豆

納豆には「**ナットウキナーゼ**」という酵素が含まれています。これは納豆でしか取れないもので、血液をサラサラにする効果があるといわれています。

さらに、血中の血栓を溶かし、血液が固まりやすくなるのを防いでくれます。

【ス】酢

お酢の酸味のもとである「クエン酸」には、血中の老廃物を排出する働きや、血小板が必要以上に集まるのを防ぎ、血液を固まりにくくする抗凝固作用があります。また、ブドウ糖の燃焼を促進してコレステロールや脂肪の分解を早める働きがあります。特に「黒酢」にはクエン酸が多く含まれます。

【キ】きのこ類

しいたけ、しめじ、えのき、まいたけなどのきのこ類に含まれる「β（ベータ）グルカン」には、白血球などを活性化して血流をよくするほか、血糖やコレステロールの増加を防ぎ、血液をサラサラに保つ作用があるといわれています。また、免疫機能を活性化してくれます。

【ヤ】野菜

野菜には食物繊維やビタミンやミネラルが豊富に含まれています。特に強い抗酸化作用を持つ**ビタミンA（βカロテン）、ビタミンC、ビタミンEの3つを同時にとる**と、相乗効果で血液をサラサラにする効果がより高まります。これら3つのビタミンがバランスよく含まれている野菜として、カボチャとトマトが特におすすめです。

【ネ】ネギ類

野菜の中でも、特に長ネギや玉ねぎ、ニンニクなどのネギ類のツンとくるにおい成分**「アリシン」**には、強い血栓予防作用があり、血小板が集まるのを防いで血液をサラサラにしてくれます。

これらの食品を意識してとっていると、血管の汚れは取れ、体を温めることができ、血流はみるみるよくなります。

血を元気にしたいなら タンパク質をしっかり とることが大切

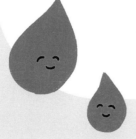

血を元気にするには、肉や魚、大豆などに含まれる「タンパク質」を十分にとることが大事です。

タンパク質は血管をつくり、血液の栄養にもなるアミノ酸のもとだからです。血管もタンパク質からつくられているため、しっかりとアミノ酸を摂取することで血管を強くし、柔軟性を維持できます。

朝ごはんはトーストにバターやジャムを塗ったもの、お昼はおにぎりやうどんという人がいますが、はっきり言ってこれでは栄養ゼロ。ジャムトーストは、いってみればうどんにごはんを合わせたようなものだからです。

若いうちは多くのエネルギーを消費するのでこれでもいいかもしれませんが、タンパク質が不足すると、血中のアミノ酸も不足し、脳まで栄養が届かなくなってしまいます。

栄養がこなくなった脳は、「省エネモード」に切り替わって半分冬眠状態になってしまうのです。

また、このような食生活を続けていると、物忘れがひどくなったり認知症につながる可能性もおおいにあります。

長寿の方は80代、90代でもがっつりステーキを食べたりしていますね。

こうした血になるものをしっかり食べている人のほうが、総じて頭もはっきりしているものです。

アミノ酸には20種類ありますが、なかでも次の４つのアミノ酸は積極的にとるといいでしょう。

● トリプトファン

睡眠の質を高めるセロトニンをつくり出すアミノ酸「トリプトファン」。

乳製品や青魚に多く含まれています。

●グリシン

抗酸化作用や気持ちを落ち着かせる作用があるといわれるアミノ酸「グリシン」。マグロやエビ、ホタテなどの魚介類に多く含まれています。

●セリン

眠りの質を高めてくれるアミノ酸「セリン」。かつお節やきなこ、大豆、高野豆腐などに多く含まれています。

●GABA

リラックス効果やストレスを軽減する効果があるといわれるアミノ酸「GABA」は、発芽玄米、アスパラガス、トマト、みかん、漬物などに含まれています。

血管年齢を若返らせる食べ物をとろう

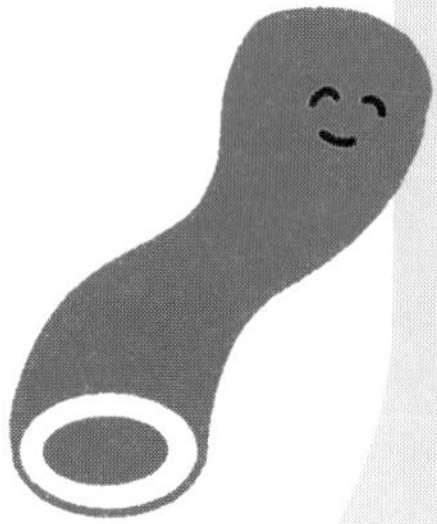

血管年齢を若返らせるためには、次の3つを心がけましょう。

①糖化を防ぐ……腹八分目で糖質をおさえることで、体の「コゲ」を減らす

②酸化を防ぐ……抗酸化作用のある食材で、体の「サビ」を落とす

③Tie2（タイツー）を活性化させる……毛細血管の「モレ」を抑える

食べすぎに注意しながら糖質を減らし、抗酸化作用のあるもの、Tie2を活性化させるものを食べるということです。

抗酸化作用を持つ食材には、次のようなものがあります。

- **ビタミンA**：にんじん、小松菜
- **ビタミンC**：かんきつ類、ピーマン、ブロッコリー
- **ビタミンE**：アーモンド、かぼちゃ、ツナ、アボガド
- **ポリフェノール**：赤ワイン、緑茶、紅茶、ウーロン茶、コーヒー、ブルーベリー、チョコレート、ごま、大豆、ピーナッツ、タマネギの皮

●**亜鉛**：牡蠣

●**アスタキサンチン**：鮭、カニ、エビ

また、「Ｔｉｅ２」という言葉はちょっと耳慣れないかもしれませんね。

毛細血管は外側が壁細胞、内側が内皮細胞の２層になっており、毛細血管の老化とは、２層の間にスキマができた状態のこと。そのスキマから、血管を通して細胞に運ばれるはずの水分や栄養素が血管外に漏れ出てしまうのです。

Ｔｉｅ２は、この壁細胞と内皮細胞を密着させる接着剤の働きをします。つまり、２層が密着した若々しい血管に修復してくれるのです。

このＴｉｅ２を活性化する食品には、次のようなものがあります。

●**シナモン**

シナモンは漢方では「桂皮（ケイヒ）」と呼ばれ、古代からアジアや地中

海地方では血行促進の生薬として使われてきました。**血管を強くし、血流を改善することでからだの細胞を活性化します。**

● **ルイボスティー**

ルイボスには、毛細血管細胞を活性化する物質が含まれ、強くて元気な血管を増やしてくれます。

ルイボスは南アフリカの昼と夜の気温差が30度以上も違う過酷な地域で育ち、ミネラルやポリフェノール、抗酸化物質が多く含まれています。

そのほかにも、**血管のしなやかさを保ってくれるエラスチン**もとるといいでしょう。

エラスチンは、肌や心臓、血管などのハリや弾力には欠かせないタンパク質です。牛すじ肉、鶏の手羽先、軟骨、煮魚の煮こごりなどに含まれています。

血管もクレンジングをしてあげよう

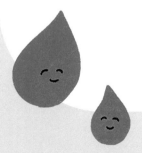

焼き肉屋さんで、食べ終わったタレの皿を見ると、白い脂が固まって浮いていることがありますね。

肉の脂は人間の体温くらいの温度でも固まります。

脂っぽいものを食べることが多い人の場合、この白い脂の塊が血管、特に腸壁にこびりついていると思ったほうがよいでしょう。

血液中に脂が多くなると、動脈硬化が引き起こされて血管が狭くなり、血液が流れにくくなります。

血管をキレイにしてくれる栄養素

そこで、血管をキレイにするためにぜひ積極的にとっていただきたいのは、次の栄養素が含まれる食べ物です。

● ＥＰＡ（エイコサペンタエン酸）
● 食物繊維

顔のメイクを落とすとき、水で洗っただけではあまり落ちませんよね。メイク落としやクレンジングなど、油を使って落とすと思います。

血管の汚れもそれと同じ。いくら水を飲んでも取れません。

脂は油で落とす必要があるのです。

その汚れを流してくれるのが、魚の脂に含まれる「ＥＰＡ」です。

ＥＰＡは、サバやアジなどの青魚に多く含まれています。生の青魚に多く含まれるので、できれば刺身など生で食べたほうがいいでしょう。加熱すると、ＥＰＡの20％ほどが失われてしまいます。

また、**腸壁の汚れを掃除してくれる食物繊維をとることも大切です。**

食べたものは食道を通り、胃から腸に行きます。そして、腸壁から栄養が吸収されます。

このとき、腸壁には油脂や添加物など不要な老廃物もべったりとへばりつきます。それが血液の汚れにもつながるのです。

このとき、繊維質があると老廃物はそれに絡まって、外へと排出されます。腸壁の汚れを根こそぎキレイにしてくれるというわけです。

食物繊維が多い食品には、こんにゃく、ごぼう、さつまいも、かぼちゃ、切り干し大根、オートミールなどがあります。

これらの食品を習慣的にとることも、腸内環境を整え、血流をよくするために大切です。

体を温める食べ物と冷やす食べ物

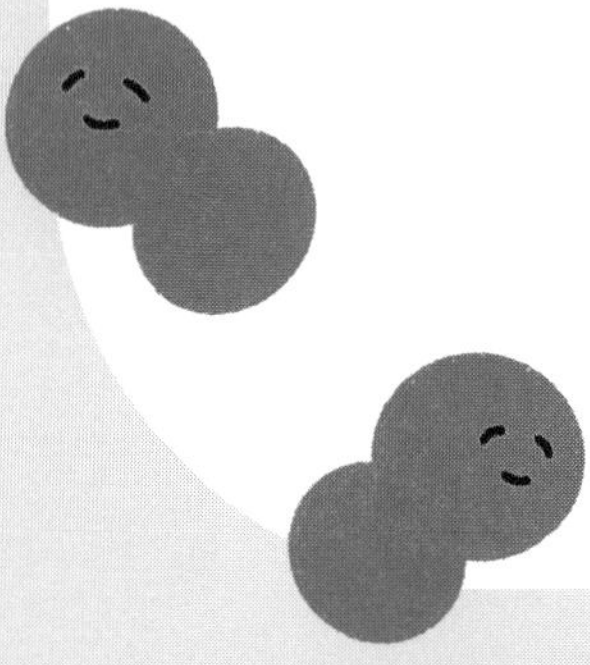

食べ物には、体を温めてくれるものと体を冷やすものがあります。

もちろん、真夏の暑い時期には身体を冷やすことも大事ですが、血流をよくするためには、なるべく体を温めてくれる食べ物をとりましょう。

冬が旬のものや寒い地域で育ったものは体を温めてくれる

体を温めてくれる食べ物は主に、**冬が旬のものや寒冷地で育ったもの**です。

また、色は**暖色系**で、**土の中（地中）で育つ、水分が少ない、発酵食品**などの特徴を持っています。

具体的には、次のようなものです。

- **炭水化物：**玄米、黒米、そば、大豆、全粒粉パンなど
- **肉類：**牛肉、豚肉、鶏肉、羊肉、鹿の肉、鶏レバー、豚レバーなど

- **魚介類：**鮭、まぐろ、さば、いわし、えび、うなぎなど
- **野菜：**タマネギ、カブ、人参、大根、ゴボウ、レンコン、カボチャ、生姜、ニンニク、長ネギ、ニラ、唐辛子、シイタケ、マイタケなど
- **ナッツ類：**カカオ、クルミ、クリなど
- **発酵食品：**納豆、キムチ、チーズなど
- **調味料：**味噌、醤油、黒酢、塩、黒糖、甜菜糖、唐辛子、山椒など
- **飲料：**ココア、赤ワイン、紅茶、烏龍茶、日本酒、甘酒、紹興酒など

夏が旬のものや暖かい地域で育ったものは体を冷やすことが多い

体を冷やす食べ物は主に、**夏が旬のものや南国で育ったもの**です。

色は**寒色系**、**土の上（地上）で育つ**、**水分が多い**などの特徴があります。

生の果物も体を冷やすものが多いです。

具体的には、次のようなものです。

- **炭水化物**：白米、うどん、白パンなど
- **魚介類**：タコ、あさり、しじみ、ウニ、ワカメ、昆布、海苔、ヒジキなど
- **野菜**：レタス、キャベツ、ほうれん草、小松菜、ゴーヤ、セロリ、タケノコ、トマト、ナス、キュウリなど
- **果物**：梨、スイカ、メロン、パイナップル、バナナ、マンゴー、柿など
- **乳製品**：牛乳、バター、ヨーグルト、アイスクリームなど
- **調味料**：白砂糖、酢、化学調味料など
- **飲料**：緑茶、牛乳、コーヒー、ビール、ウイスキーなど

これらの見分け方を意識して、体を温める食べ物を毎日に上手に取り入れ、血流をよくしていきましょう。

ショウガは
生より熱を加えたものを

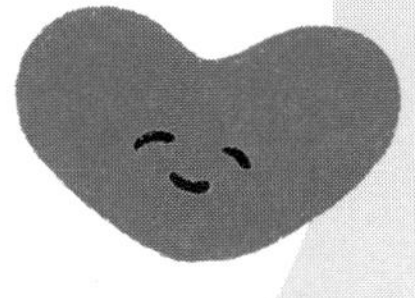

ショウガは熱を加えることで温め効果が高まります

体を温める食材の代表として「ショウガ」があります。料理にちょっと入れたり、ショウガ紅茶など飲み物に入れたりするのもいいですね。「チューブのショウガでもＯＫ」と言う人もいますが、残念ながら生のショウガには、温める効果はほとんどありません。

漢方では、生のショウガと熱を加えたショウガを分けて考えます。生の状態から乾燥させたものを「生姜《しょうきょう》」、蒸した後に乾燥させたものを「乾姜《かんきょう》」と呼びます。

生姜の主成分である**ジンゲロール**は、胃の機能を高める健胃作用、吐き気を抑える作用や、鎮痛、下痢止めとしての作用が期待できます。胃腸が弱い人には、生の生姜がおすすめです。血流をよくする効果もありますが、短期的です。

一方、乾姜は、**加熱することでジンゲロールがショウガオールに変化し、体を温めてくれます。**胃腸を刺激し、体を深部から温めるので、胃腸の冷えからくる腹痛や下痢などに効果的です。

冷えを解消し体を温めたい場合には、「加熱したショウガ」がおすすめです。

生のショウガに含まれるジンゲロールは、加熱することでジンゲロンやショウガオールに変化します。

ジンゲロンやショウガオールには体を芯から温める作用があります。

乾燥させたショウガ（乾姜）は、特に五臓を温める効果が強いジンゲロンの量が増します。なので、少し手間はかかりますが、ぜひ乾燥ショウガをつくってストックしておきましょう。

つくり方は簡単です。

生の生姜を洗って汚れをとったら、1ミリくらいの厚さにスライスします。皮のすぐ下に薬効成分がたくさんあるので、皮はなるべく取りません。80℃のオーブンで1時間、ショウガを加熱します。水分が飛び、ショウガが充分に乾燥したら完成です。

オーブンではなかなか乾燥しない場合は、天日干しか室内干しで乾燥させましょう。

パリパリに乾燥したショウガを料理や飲み物にひとかけ入れるだけで、体の内側からぽかぽかと温かくなってきます。

瓶に入れてストックしておけば保存もききますから、ぜひ試してみてください。

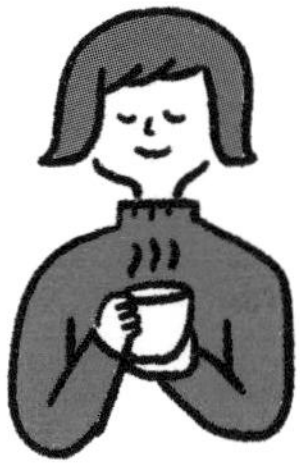

「老廃物をためこむ体」になっていないか

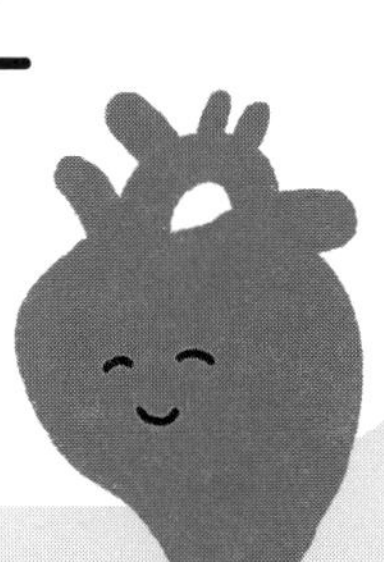

市販の食品に含まれる食品添加物。

厚生労働省の発表によれば、日本の添加物の種類は８２９種類にものぼるそうです（２０２２年10月時点）。

イギリスは３２５種類、フランス、ドイツなどEU加盟国27カ国は３２４種類、アメリカは１６００種類程度といわれています。

ただし、各国によって添加物の定義が異なります。

アメリカは、添加物の数が圧倒的に多く見えますが、日本で添加物と指定されていないお茶や果汁などが含まれていたり、日本では１品目としてカウントしているものを複数に分けて数えていたりするので、一概に種類が多いから多くの添加物が使われているとは判断できません。

コンビニのおにぎりやお弁当は、私もたまに利用することがあります。

たまに食べる分には問題ありませんし、食べた食品添加物が、きちんと体内で解毒できていればいいと思うのです。

老廃物をきちんと排出できているかチェックしてみよう

健康を考えるあまり、「あれも食べてはいけない」「これも食べてはいけない」と規制ばかりしていたら、毎日の食事も楽しくなくなってしまいますよね。楽しく食事をすることも大切です。

ですから、あまり気にしすぎる必要はないと思います。

ただし、毎日のようにコンビニで買ったご飯を食べている人は、老廃物が適切に排出できていないと問題です。

自分がきちんと老廃物を排出できているかどうかを確認しておきましょう。

次の項目でチェックしてみてください。

□トイレ（おしっこ）の回数が1日3回以下

1日に2、3回しかトイレに行かないという人は、水分が十分にとれておらず、老廃物がうまく排出できていない可能性があります。

□便が2日以上続けて出ない日がある／下痢が多い

排便が3日以上に1回という人や、毎回下痢気味という人は、老廃物をきちんと排出できていない状態です。

便は、全長10メートルあるといわれる腸壁がはがれたもの、腸内細菌の死骸、食べたもののカスがそれぞれ3分の1ずつ出ているといわれています。

ということは、本当は何も食べていないのに便が出たとしてもおかしくないのです。

食物繊維は添加物などの不要なものを吸着して便と一緒に外に排出してくれるので、食物繊維をとることも大切です。

□汗をあまりかかない／冷えているのに汗をかく

汗も体内の老廃物を排出するひとつの方法です。

ですから、動いたり、暑くなったりしたときに適度な汗をかくということは大事です。

ちなみに、冬の寒い日に、恰幅のいい人が大汗をかいている姿を目にすることがありますが、これは決して代謝がいいからではありません。

代謝がいいと自分でも勘違いしている人は多いのですが、これは先にもお話しした「冷えのぼせ」の状態です。

実際、体格のいい人で手足やお腹のあたりが常に冷えているという方は多いです。

□髪の毛や爪が伸びるのが遅い

髪の毛や爪が伸びるのが早い人は代謝がいい人です。

これは完全に個人差になりますが、「最近、爪を切る間隔が長くなってきたな」と思ったら、代謝が落ちているかもしれません。

これらの項目にチェックがついたら、老廃物がたまっている可能性がありま す。添加物の入っていそうなものは少し控えて、まず体を整えることからはじめましょう。

血管にやさしい食べ方

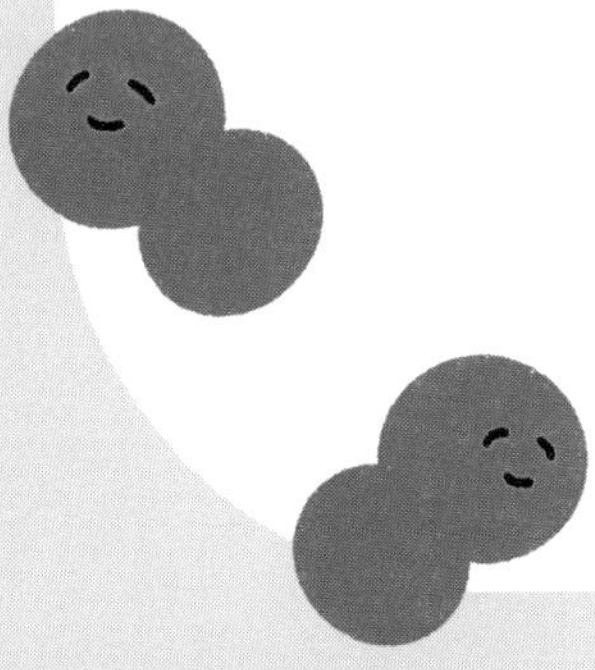

同じ食事内容でも、食べる順番によって血管年齢が変わってきます。

ご飯やパンなどの糖質を多く含む炭水化物を先に食べると、血液中に糖が吸収されやすく、血糖値が急激に上がってしまいます。

血糖値を急上昇させることは、血管の老化につながります。

一方、**野菜や肉・魚などは低糖質なので、これらを先に食べることで血糖値の急上昇を防ぐことができます。**


お手本にしたいのは、和食の「懐石料理」です。

懐石料理には、前菜として野菜があり、肉や魚のメインが出てきて、炭水化物は最後の「シメ」として出てきますよね。これと同じような順番で食べるのがいいでしょう。

もちろん、家で懐石料理のように作るのは難しいですが、「順番」だけでも真似てみましょう。

まずは野菜、次にメインとなる肉や魚、少しお腹がいっぱいになってきたときに炭水化物をとります。

最初に野菜を食べると、野菜に含まれる食物繊維が血糖値の急上昇を防いでくれます。

ちなみに、**夕食に食べる野菜は「温野菜」がおすすめです。**サラダなどの生野菜は朝、昼に食べるにはいいですが、夜は体を冷やしてしまいます。夕食では軽くゆでるか蒸す、焼く、炒めるなど、加熱して食べましょう。

ほかにも、血糖値を上げないためにも次のことに注意しましょう。

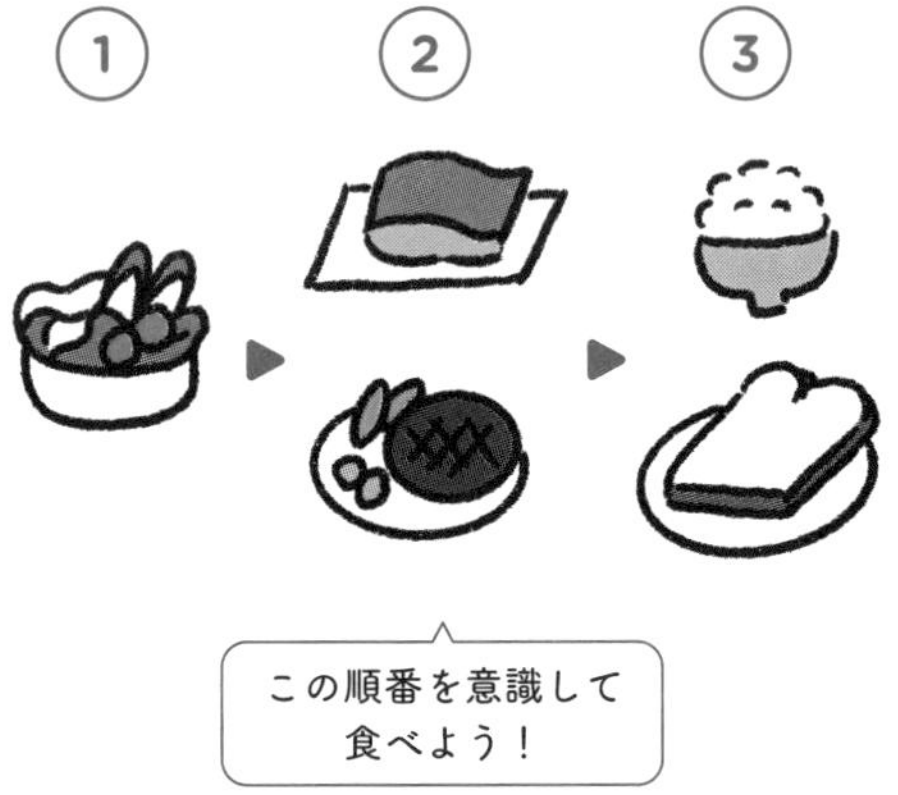

● 食間を3～4時間以上あける

遅く起きて朝食をとった場合、お昼の時間になったからといって、無理に昼食をとる必要はありません。食間は、少なくとも2～3時間はあけましょう。

● 早食いをしない

腸内に一気に糖が運ばれると、短時間で血糖値が上昇してしまうので要注意。ゆっくりかんで食べることで、食べすぎを防ぐとともに、血糖値の上がり方がゆるやかになります。

● だらだら食いをしない

長い時間だらだらと食べ続けるのはNG。食事時間が長ければ、血糖値が高い状態が続き、糖化の可能性が高まります。

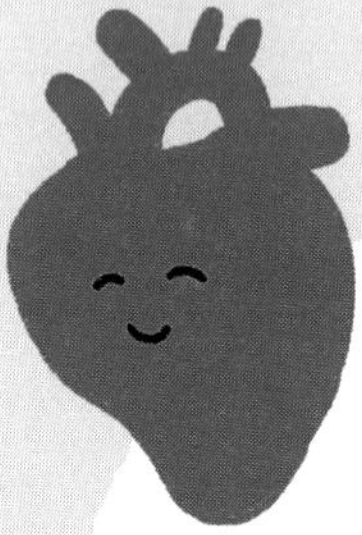

4章

しなやかな血管をつくる【運動・マッサージ編】

体が硬い人は血管も硬い

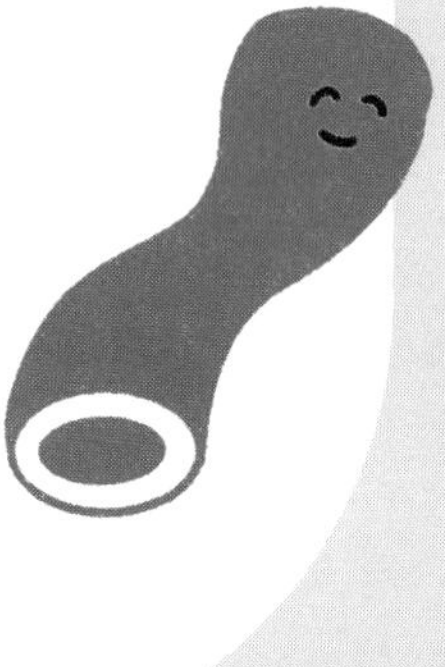

血管は「平滑筋」という筋肉によって働いています。

一般的に、女性より男性のほうが血管が硬くなりやすいといわれています。**女性ホルモンの「エストロゲン」に、血管をしなやかにする作用がある**からです。

男性のほうが体が硬い人が多く、体が硬い＝血管が硬いということなので、実際に、動脈硬化や脳梗塞、心筋梗塞は男性のほうが起こりやすいといわれています。

血管は三層構造になっていて、一番内側に内皮細胞があります。この内皮細胞は、健康

血管の構造

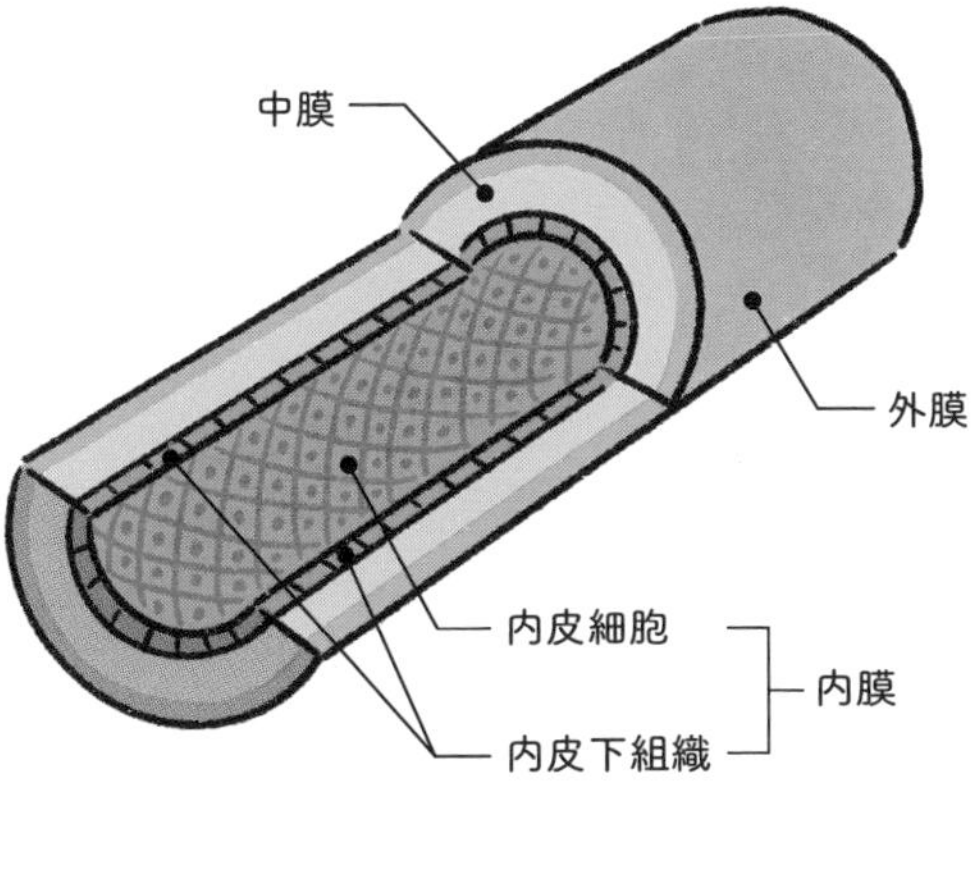

を維持するのに重要な役目を果たしています。

ストレッチをすると、内皮細胞から一酸化窒素が出て、血管がしなやかになります。

血管が硬くなると一酸化窒素が出にくくなるため、余計に血液の循環が悪くなります。

血管を少しでもやわらかく、しなやかにするためには運動も必要です。特に下半身の筋肉を少し刺激すると、血流もよくなります。

血管をしなやかにする
スキマ時間にできるストレッチ

簡単なストレッチをいくつかご紹介します。

ここでご紹介するものはどれも非常に軽い運動なので、テレビを見ているときなどのスキマ時間でもできますし、座りながらできるものもたくさんあります。

自分でできそうなもの、続けられそうなものを無理せずにやってみてください。

●手足ブラブラ体操

朝起きたときに、あお向けに寝たまま手足を上にのばして、力を抜きながらブラブラブラブラ〜と動かしてあげましょう。これだけでも体の力みが取れて、しなやかになります。

体がほぐれるということは、血管もほぐれてやわらかくなるということです。

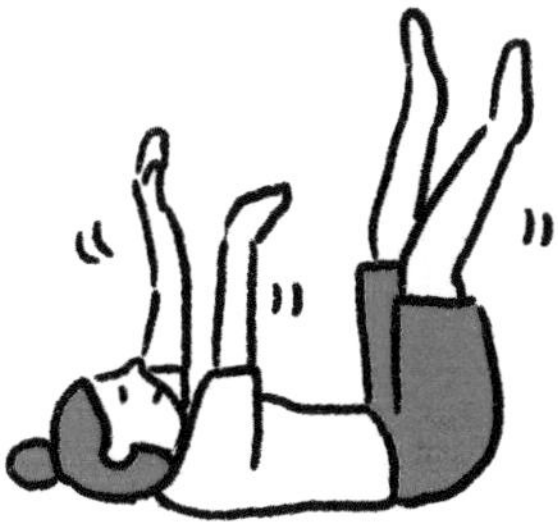

● **足指じゃんけん**

足の指を動かす機会はあまりないですよね。足の指でグーチョキパーのポーズに動かしてみましょう。

最初は思ったよりも動かないと思いますが、数回やるうちに少しずつ足指周りがほぐれて、うまく動かせるようになります。また、ひざ下の血流もよくなってきます。

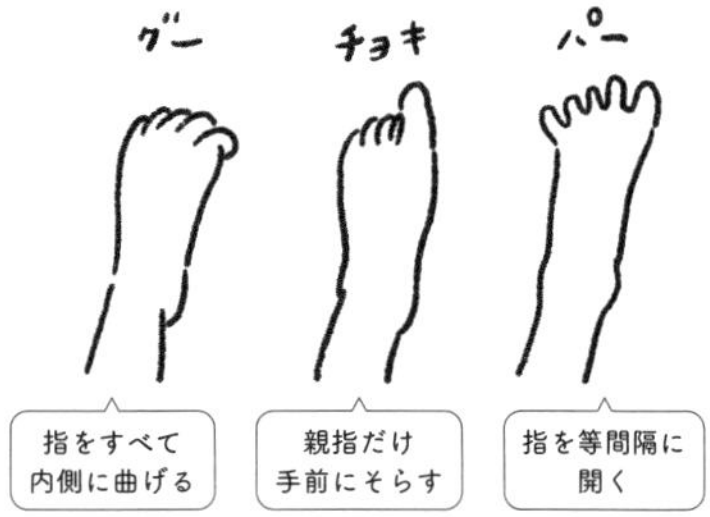

● **かかとの上げ下ろし**

通勤などに電車を利用する人は、通勤中のながら運動もおすすめです。立って吊革につかまりながら、かかとを上げたり下ろしたりしてみましょう。

ふくらはぎが刺激されることで、血流がよくなっていきます。

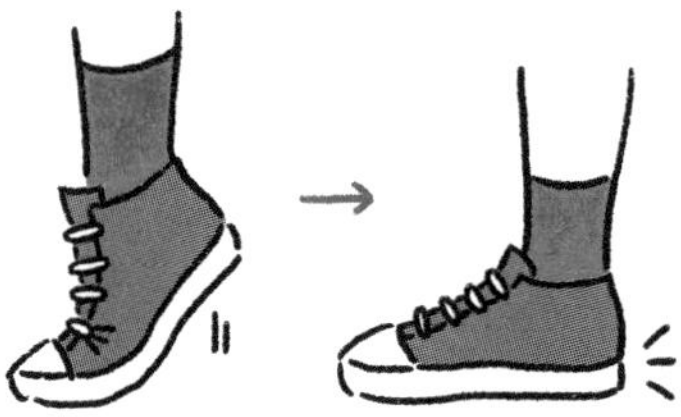

●深呼吸をする

運動ではありませんが、深呼吸をするだけでも血流は確実によくなります。10秒吸って、10秒吐いて……を5回以上繰り返すうちに、体が内側からじわじわと温かくなってきます。もし10秒吸うのが苦しいという場合は、ゆっくり吐くことを意識してみましょう。

体が温かくなるということは、体の先の方まで酸素がいきやすい状態になりつつあるということで、血管がしなやかになっている証拠です。

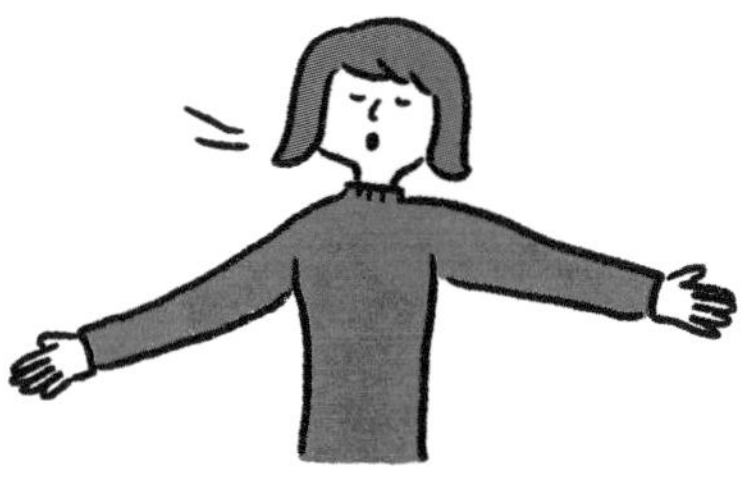

ふくらはぎは「もむ」より「さする」

先にもお話ししましたが、**ふくらはぎは「第二の心臓」ともいわれる重要な箇所**です。

足首から心臓に向かって、血液が重力に逆らってのぼっていくため、むくみが発生しやすい箇所でもあります。ぜひ気づいたときにむくみを解消しましょう。

つい、むくみを解消させようと強くもんだり押したりしがちですが、もめばもむほど筋肉は逆に硬くなってしまいます。

これからは**「もむ」のではなく「さする」**ようにしましょう。

足首の方からひざの裏に向かって、やさしくさすり上げます。

これを1日10回続けるだけでも十分な運動になりますし、力を入れなくても血の流れはよくなります。

家にいるときは、床に寝ころんで、ふくらはぎの下にローラーやテニスボールなどを置き、ゴロゴロ動かすのもいいでしょう。

長時間同じ姿勢でいることが多い方や、運動不足、ストレスの多い方、また40歳以上の方は、このマッサージを定期的に行うのがおすすめです。

血流アップのカギをにぎるふくらはぎをきたえよう

ふくらはぎの筋肉が不足していると、冷えや脚のむくみを引き起こす原因になります。

筋肉によるポンプ作用がしっかりと機能しないために、血液が毛細血管まで行き渡らず手足が冷えたり、血液が下半身に停滞して脚がむくんだりしてしまうのです。


ふくらはぎにしっかり筋肉をつけると、血液を心臓に送るポンプ作用

が円滑に働くようになり、血流が促進されます。

冷えやむくみなどを感じている人は、ふくらはぎに適度な筋肉をつけることを意識するとよいでしょう。

ふくらはぎの筋肉をきたえられる運動として、次のようなものもおすすめです。

- **立った状態でかかとを上げ下げする**
- **座ったままでかかとを上げ下げする**
- **「つま先立ち」の状態で行うウォーキング**
- **アキレス腱をのばすストレッチ**

これらもスキマ時間に行いやすいものなので、ぜひ毎日の生活の中に取り入れてみてください。

手でできる「温活法」

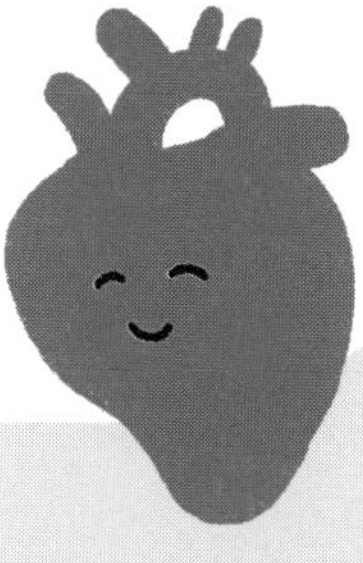

大事なツボがたくさん集まっている手は、とても敏感で繊細です。些細な刺激もキャッチしてくれる高機能センサーとも言えます。

手と脳はダイレクトにつながっているため、手の指を温めたり、手のツボを刺激することで脳の血流がよくなり、さまざまなよい作用が期待できます。

すべての器官の司令塔である脳の血流がよくなると、脳が活性化されて他の器官も元気になります。自律神経のバランスが整って気分も安定し、体の不調も軽減され、イキイキと過ごせるようになるのです。

手の指の爪の根本を、反対の手の親指と人さし指ではさんでもんでみましょう。

ここには、井穴《せいけつ》と呼ばれるツボがあります。

親指から人さし指、中指……と順番に行い、片方の手が終わったら、次は反対の手の指も同じように行います。

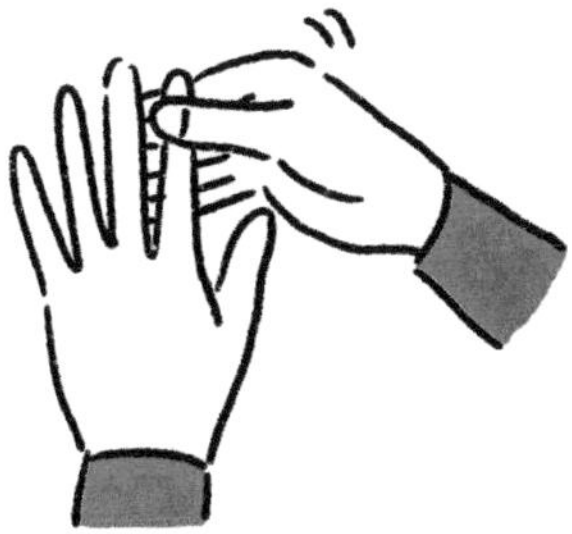

指の爪の根元をほぐすことで、体が内側から温まってきます。

もし痛みを感じたら、血流が悪いということです。力を入れてもむ必要はないので、痛気持ちいいくらいの強さでやりましょう。

薬指をもむと、自律神経のバランスが整いやすくなります。不安やイライラを抱えている人は、ぜひ薬指の爪の根本を軽く押してみましょう。

また、人差し指と親指の骨が合流するところから、やや人差し指寄りの、くぼんでいるところ。押してみてジーンと痛い箇所があったら、そこが「**合谷**《ごうこく》」です。

歯の痛みなど顔全体に関わるツボですが、肩こりにも効果があり、手足の冷えを改善する作用も期待できます。

また、**手首をほぐす**のもおすすめです。

まず指先を片手でつかみ、手首を思いっきりそらします。前腕の筋肉が張って少し痛いと感じるほど何度も強くそらすと、血流がよくなります。

これも個人差があるので、温かくなってきたと感じるまで根気強く続けましょう。

手首には、リラックスのツボもあります。

手のひらを上にしたとき、手首の横ジワの真ん中にあるのが「大陵《だいりょう》」。手首の横ジワの小指の下あたりにあるのが「神門《しんもん》」です。これらのツボをやさしく刺激してみましょう。

タオルにくるんだ湯たんぽに手をのせておくのも、テレビを見ながらなど、合間にできる温活としておすすめです。

オフィスワークは血流の大敵

最近はパソコンを使って、一日中机の前に座って仕事をする人も多いでしょう。**ずっと同じ姿勢で座っていると、体の中の血液は滞り、流れが悪いところが出てきます。**

特に、肩や腰、そしてお尻のあたりの血流が悪くなります。ひどくなると「エコノミー症候群」（足などに血栓ができ、それが肺に流れて詰まり、呼吸ができなくなったり、胸の痛みが出たりする症状）になることもあるので侮れません。

実際、コロナ禍で在宅勤務が増え、エコノミー症候群になったという人も多くいます。

デスクワーク中も、**1時間に1回はたとえ行きたくなくてもトイレに行く、ちょこちょこと飲み物を飲んでトイレに立つようにする、定期的に足首を回すなど軽い運動を行う**ことなどが大切です。

スキマ時間にできる コリをほぐすマッサージ&ストレッチ

デスクワーク中でも簡単にできる、血流をよくするためにおすすめの方法を紹介します。

特に、お尻がこると下半身の血流が一気に悪くなります。お尻のコリを防ぐためには、**座る際にテニスボールをお尻の下に置き、お尻を左右に軽く動かす運動**がおすすめです。丸めたタオルでも代用できます。

はじめのうちは痛いと感じるかもしれませんが、1週間ほど続けると痛みは感じなくなってくるはずです。

そのほか、電車に乗っているときに、意識して**お尻をキュッと締めてみる**のもいいでしょう。

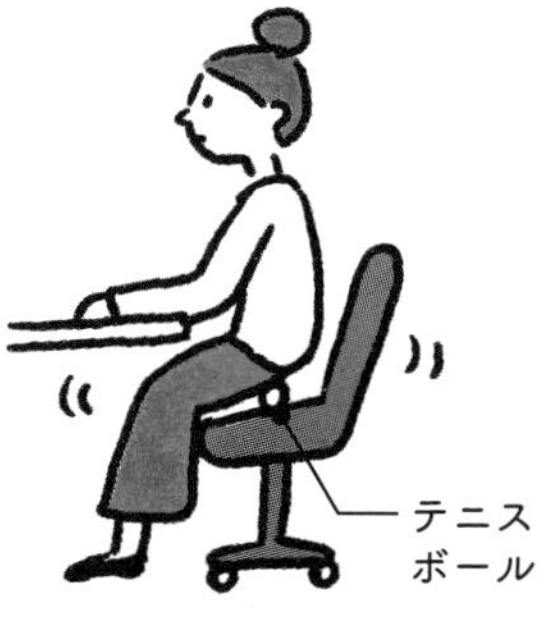

肩については、左右の肩甲骨を近づける動きをしてみましょう。

肩こりに効きますし、背骨にある褐色細胞が刺激されて血行がよくなります。

これを1日10回やるだけでも、肩に溜まった乳酸がほぐれていきます。

また、座った状態でつま先を上げ、少し強めに「ドン！」と床につけてみましょう。

これだけでも脚の筋肉が収縮し、血流を促すことができます。

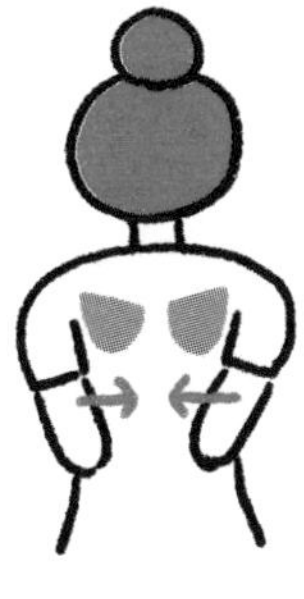

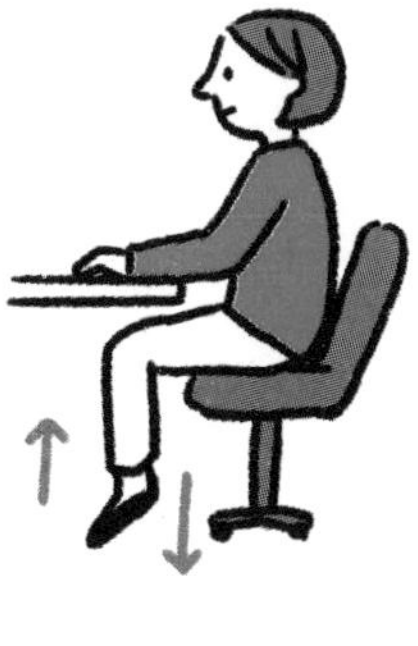

足のツボを温めよう

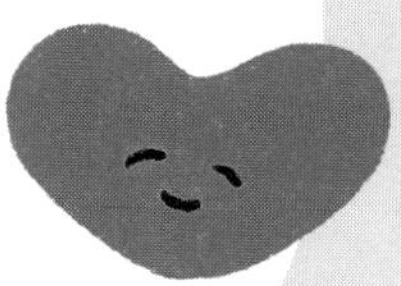

冷え対策には、足のツボを温めましょう。

足首の内側、くるぶしの上から指４本分上のところに「三陰交《さんいんこう》」というツボがあります。

三陰交は「冷えのツボ」ともいわれていますから、ここを軽く2、3回押すだけでも、体がじわじわと内側から温まってきます。

そのほかにも足のツボはいろいろありますが、血行を促進する効果が期待できるものをいくつかご紹介します。

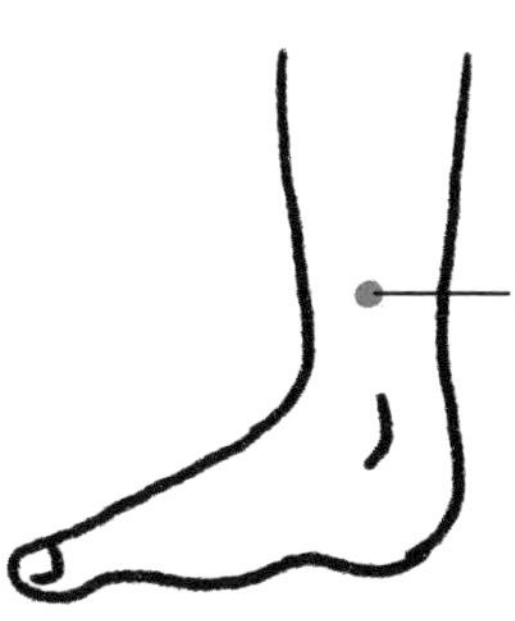

● **血海《けっかい》**

膝の皿の内側の上角から、指3本分上にあるツボです。

その名の通り、体内の血液量をコントロールして全身の血行を促進させる働きがあります。

●足三里《あしさんり》

膝の皿のすぐ下の外側にくぼみがあります。ここを目印にして、ここから指4本分下がったところが足三里です。

ここを刺激すると足の血流がよくなり、足の疲れやむくみなどを解消する効果があります。

●太衝穴《たいしょうけつ》

太衝穴は足の甲にあるツボです。足の親指と人差し指の間から指を滑らせたときに止まるくぼみで、ちょうど親指と人差し指の骨が分岐している場所にあります。

ここを刺激することで足の血流が促進され、冷えを解消する効果があります。

● 湧泉《ゆうせん》

土踏まずの少し上、足の指を曲げるとちょうどくぼみができる部分です。

湧泉は腎臓の働きをよくし、体内の水分を調節する働きがあることから、血液の循環をよくする効果があります。

また、気力や活力などの「気」が集まっている場所ともいわれており、疲労回復によく効くツボです。

お風呂で湯船に浸かりながらツボを押すのもおすすめです。

これらのツボにお灸をする人もいますが、もっと簡単な方法をご紹介します。**ドライヤーでツボを温める**のです。温かくなったな、と感じるくらいまでじっとツボにドライヤーの温風を当てましょう。

これだけでも冷えはかなり解消されるはずです。

血の巡りを よくする歩き方

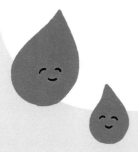

歩くときにも、ぜひ血流がよくなるような歩き方を意識しましょう。

ひとつは、**股関節を意識して歩く**ことです。これだけでも下半身の血流がよくなります。

足を太ももから上げて歩きます。ほんのちょっとの段差や平地でつまずく人は、足が上がっていません。

行進するときには股関節から足を上げますよね。そこまで上げる必要はありませんが、そのくらいのイメージで足のつま先からかかとを下ろすように歩くといいでしょう。

2つめは、**少し大股で歩く**ことです。

ずっと大股で歩くのがしんどいようなら、「次の曲がり角までの間は少し大股で歩いてみる」などと、距離を決めて歩くといいでしょう。

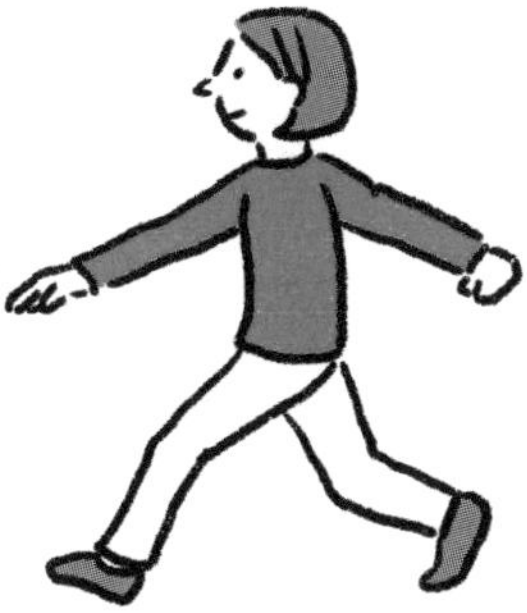

腕を脱力し、手をブラブラさせながら歩くのも効果的です。しばらく経つと手先が温かくなってくるのを感じるはずです。

いいことづくめの「歩く習慣」をつけよう

毎朝、早起きして歩くことができる人いると思いますが、「続けることを考えると億劫になる……」という人には、**「ながらウォーキング」**もおすすめです。

買い物しながらや通勤途中など、まずは一日10分でも多く、歩く機会を増やすことを心がけてみましょう。

さらに、できれば歩幅を大きめにサッサッと速く歩くことを意識してみてください。それだけで**毎日の活動量が25%～40%も上がります。**足腰が鍛えられ、持久力アップにもつながります。

また、階段の上り下りは、脚の筋力アップに効果的です。駅やビルなどでは、ぜひ積極的に階段を利用しましょう。

膝を高めに持ち上げて、足の裏全体で階段を蹴り、つま先からしっかりと着地することを意識すると、より効果的です。

上るのはちょっとキツイ……という場合は、下りるときだけでも階段を使うようにしてみてください。

無理のない範囲で階段を使うことを心がけるだけでも十分効果的です。

このように、日常の中で歩く機会を増やしたり、運動効果を高めることを意識して歩くようにするだけで、特別なことをしなくても血流がよくなっていきます。

血管も「筋トレ」しよう

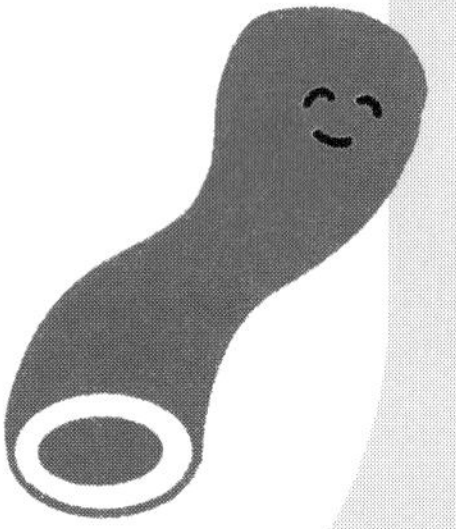

先にもお話ししましたが、血管にも「平滑筋」という筋肉があります。ただ、腹筋や背筋、手足の筋肉（骨格筋）と違って、自分の意思では動かすことができません。

平滑筋は年齢とともに硬くなり、それが進むと動脈硬化へとつながる可能性があります。やはり、**血管も「筋トレ」が必要なのです。**

たとえば、血管を伸び縮みさせるために、次のようなストレッチをしてみましょう。

①両手を上げて、頭の上で手を組みます。そして、息を吐きながら天井に向かって手を伸ばしましょう。一番高くまで伸ばしたら、そこで3秒数えます。
②力を抜いて、ストーンと腕を下ろします。
③これを3回繰り返しましょう。

このようにすることで、体は温まり、血管はゆるまります。

直接触れてマッサージをすることはできませんが、これを毎日やるだけでも血管の弾力性をキープすることができます。

いくつになっても美しく柔軟性のある血管でいたいですよね。

きつい運動をしなくても血管は鍛えられる

「筋肉を鍛えるには、ハードな運動が必要では？」と考える人も多いでしょう。

ですが、血流をよくするためにきつい運動は必要ありません。

ハードな運動をすると、翌日、筋肉痛になりますよね。これは、筋肉の筋繊維が切れたことによる痛みです。筋繊維が切れて修復されて、また切れて修復されて……を繰り返すうちに筋肉が強くなっていきます。

強くマッサージをすると「もみ返し」がきますが、これも筋肉痛と同じで筋繊維が切れたことによる症状です。

力強いマッサージを続けるうちに筋肉が次第に硬く強くなり、マッサージにもどんどん強さを求めるようになります。強い刺激を受けないと物足りなくなってしまうのです。

ただし、血管について言えば、**強い刺激を与えて筋肉を強くするよりも、筋肉をじわじわと伸ばして血流をよくするようなストレッチのほうが効果的です。**

運動嫌いの人も、先ほどご紹介したような、両手を頭上で組んで上に伸ばすくらいでしたら、それほど負担なくできるでしょう。

普段緊張しがちな体を伸ばす気持ちよさも感じられるストレッチなので、ぜひやってみてください。

血管をゆるめる
腹式呼吸を取り入れよう

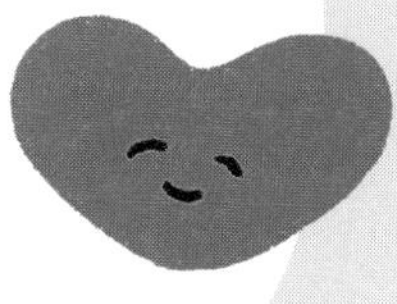

胃の調子がいまひとつよくない、という方には「腹式呼吸」をおすすめします。

横隔膜を動かすことで血行が促進されて胃も温まり、働きがよくなります。腹式呼吸を行うことで胃薬が不要になったという方さえいます。

腹式呼吸では「横隔膜」を意識します。

まず、イスに座って背筋をスッと伸ばしたら、手をひざの上に置き、軽く目をつぶります。

次に、口からゆっくりと少しずつ息を吐き切ります。そして、10秒かけて鼻から大きく息を吸い込みます。このとき、横隔膜が動いていることを感じましょう。

ゆっくり口から吐いて、10秒で鼻から吸い込む。

これを10回繰り返します。

やっているうちに、緊張がほぐれ、リラックスし

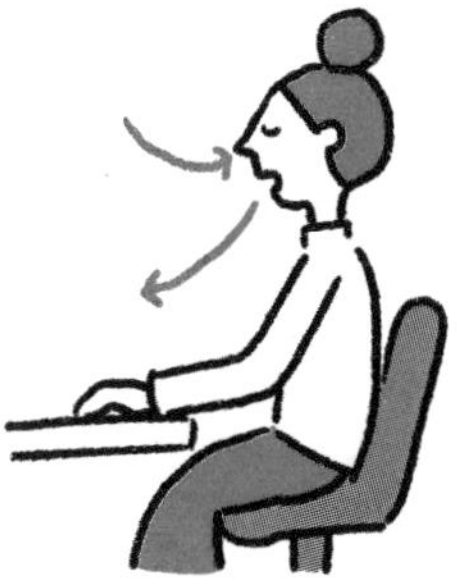

てきます。寝る前に行うと寝つきがよくなるはずです。

リラックスしているときは副交感神経が優位になるので、血管が広がり、血流がよくなります。

すると、手足などの末端の細い血管まで血流が行き届くようにもなります。

そして、**腹式呼吸によって一度に取り入れられる酸素の量は、通常の呼吸（胸式呼吸）の3倍**ともいわれます。

血液中に酸素が十分に取り込まれると、血行が促進され、全身に酸素を行き渡らせることにもつながるのです。

ストレスや緊張から呼吸が浅くなりがちなので、仕事の合間に行うのもいいですね。

また、通勤電車の中で座れないときなどに、立ったまま深呼吸をするのもおすすめです。通勤ラッシュのイライラも落ち着いていきます。

まず、つり革につかまって目を軽く閉じ、足が地面にしっかりついていることを感じ取りましょう。

息を吸うときは、鼻からキレイな空気が入ってきて、脳から肺、手足の指先までキレイな空気が一気に流れ込み、体内のけがれを一掃するイメージを浮かべます。息を吐くときはその逆で、心身のけがれが呼吸とともに口から排出されるイメージを浮かべてください。

そうすることで、ほんの一呼吸でも体がじんわりする感覚を味わうことができます。

布団に入ってもなかなか寝つけない、というときにもおすすめです。

呼吸のしかたひとつでさまざまな効果が得られますので、毎日の習慣として取り入れてみてはいかがでしょうか。

5章

質のいい睡眠で質のいい血をつくる

睡眠と血流には深い関係がある

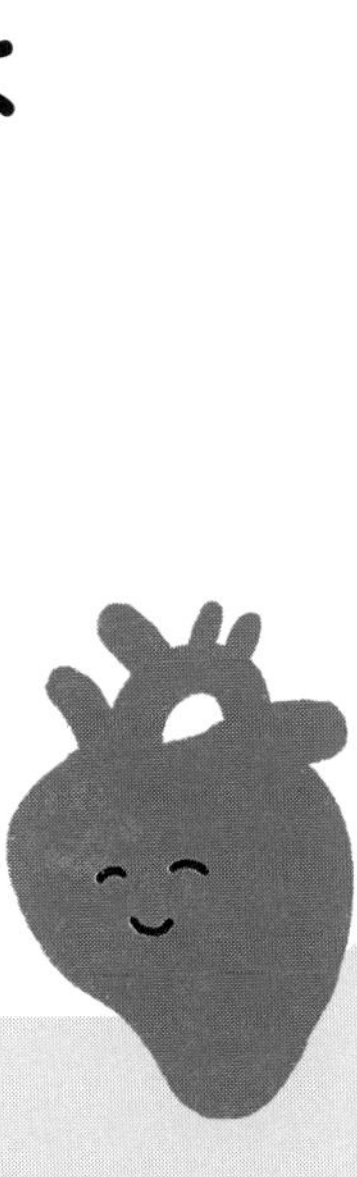

最近、ぐっすりと眠れていますか？

「なかなか眠れない」「何度も目が覚めてしまう」「日中、眠くなってしまう」という人は要注意。体が危険信号を出しています。

質のよい睡眠は、細胞を再生して健康な体をつくり、質の悪い睡眠は、がん細胞を増やすなど、病気につながってしまいます。

同じ睡眠でも、まるで逆の結果が生まれるのです。

私たちの体は、深い眠りのときに成長ホルモンを放出して、細胞を修復したり、新しい細胞をつくり出したりしています。

ですから、病気にならない体をつくるためにも、まず睡眠を変えることが重要なのです。

睡眠の質を上げれば、あらゆる病気や症状（風邪、アレルギー疾患、がん、認知症、肥満、老化、うつ病など）を予防・改善することができます。

寝つきがいい体をつくるためには血行をよくする寝る前の習慣が大切

眠れる体をつくるためにとくに重要なのは、血液の循環をよくすることです。

血流がいいと、神経はリラックスした状態のときに働く副交感神経が優位になります。

また、血の巡りがよくなるということは、筋肉がゆるむことでもあります。適度にゆるんでほぐれた体は、すぐ眠れる、深く眠れる体です。

体のすみずみまで血液が巡ることによって、深い、最高の睡眠がとれるようになるのです。

さらに、全身の血の巡りがよくなれば、当然ながら脳にも血液が活発に供給されるようになります。

そうすると脳の老廃物が流され、「寝ても疲れがとれない……」と感じる原因になる、脳疲労も解消されていきます。

血行を促進して寝つきをよくするためには、**寝る1〜2時間ほど前に38〜40℃のぬるめのお風呂にゆっくり浸かる、または足湯に浸かって体温をじんわりと上げる**のがおすすめです。

もし42℃以上の熱いお風呂に入りたい場合は、就寝から3時間以上時間を空けるなど、時間の工夫が必要です。

熱いお風呂に浸かると深部体温を上げて、入眠を妨げる原因になってしまうからです。

お風呂以外にも、夕方に有酸素運動（軽く汗ばむほどのウォーキングなど）を行うことも、寝つきをよくする効果があるのでおすすめです。

自律神経の乱れが不眠をまねく原因に

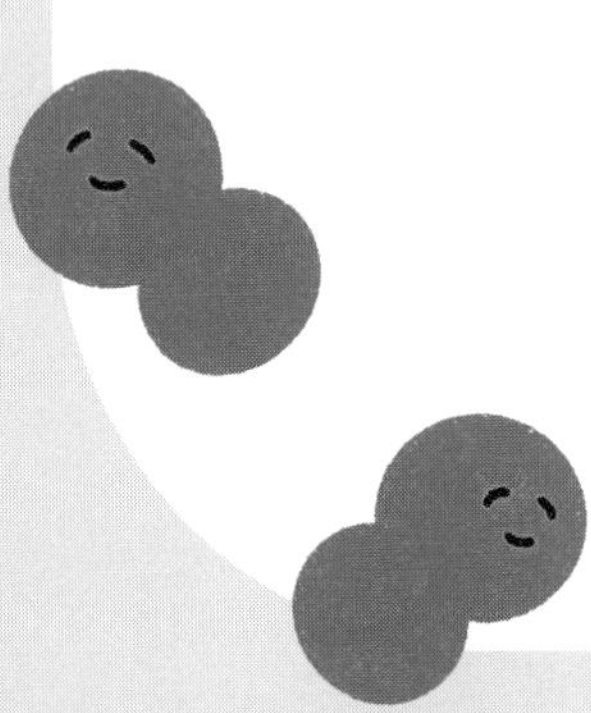

自律神経が乱れている人は冷え性である場合が非常に多いです。

私たちの体の中には、交感神経と副交感神経があり、異なる役割を持っています。

朝起きると交感神経が働き、朝ご飯を食べて、「今日も元気に活動するぞ」という気になります。太陽がのぼるのと同じイメージです。

夜になると、太陽は沈み、代わりに月がのぼるのと同じように、交感神経に代わって副交感神経が働くようになります。ゆっくりリラックスして体を休ませようという態勢になります。

眠れない人は、この交感神経と副交感神経の切り替えがうまくいっていません。夜になっても太陽が沈まず、太陽と月が一緒に出ているイメージです。

寝つきを悪くする行動が習慣になっていないか

夜に強い光を浴びると、睡眠ホルモンである「メラトニン」の分泌を妨げてしまいます。

コンビニの照明は非常に明るいので、夜にコンビニに行くことで寝つきが悪くなる可能性もあります。夜遅くにコンビニなどのお店に寄る習慣がある人は見直してみましょう。

寝る前に激しい運動をするのも、寝つきを悪くする原因になります。

日中の適度な運動習慣は良質な睡眠に効果的ですが、寝る前の激しい運動はかえって逆効果。交感神経が働き、体をリラックス・休息させる副交感神経の働きを抑制してしまうのです。体が興奮状態になり、体温が下がるまでに時間がかかるため、寝つきが悪くなります。

運動は寝る3時間前までにして、寝る直前はストレッチ程度の軽いものにしましょう。

また、夜に糖質が多いものを食べる人も、交感神経が活発になって眠れなくなりますので要注意です。ケーキやアイスクリームなどの甘いものだけでなく、ラーメンやパン、おせんべいなども糖質を多く含んでいます。

寝つきが悪い人は、寝る前に糖質の多いものをついつい食べていないか、チェックしてみてください。

そして、寝る前に飲むものにも気をつけましょう。

カフェインには覚醒作用があり、寝る前に飲むと寝つきが悪くなってしまいます。夜はコーヒーやお茶などのカフェイン入りの飲み物はできるだけ避け、**カフェインレスのあたたかい飲み物を飲む**のがおすすめです。

ホルモンバランスを整えたいなら早寝早起きを

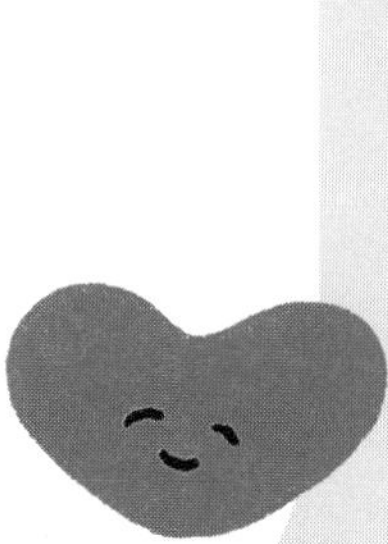

昔から「早寝早起きが大切」といわれますが、これは体のためにも必要なことです。

人間は、免疫とホルモンと自律神経の3つのバランスをとることで健康維持をしています。

ところが、**睡眠不足になると、自律神経とホルモンのバランスが崩れ、結果的に免疫力も落ちてしまいます。**

そして、免疫力が落ちると血の循環も悪くなるため、体内で修復しなければいけない場所をきちんと修復できなくなってしまうのです。

体の中では、寝ている間に「成長ホルモン」が分泌されます。昼間の活動中に傷んだ細胞を修復してくれるので、子どもだけでなく、何歳になっても大切なホルモンです。

また、「メラトニン」という睡眠ホルモンも出てくるのですが、これには抗酸化作用があります。お肌のハリやツヤなど、若さをつかさどっているホルモンです。

ところが寝不足だと、これらのホルモンがしっかりと分泌されないため、傷んだ細胞も修復できません。

抗酸化作用も働かないので、活性酸素が体にダメージを与えるばかりになってしまいます。

寝不足で肌が荒れた経験はないでしょうか。それは、メラトニンの分泌が少なくなっているからなのです。

睡眠習慣を整えることはホルモンバランスを整えることにもつながる

どちらのホルモンも、22時から午前2時頃に多く分泌されるといわれています。

ですから、ホルモンのバランスを整えるためにも、ぜひ早寝早起きを心がけましょう。

理想としては22時までには寝たいところですが、大人だとなかなか難しいかもしれません。

その場合は、せめてその日のうち、つまり**午前0時になるまでには就寝すること**をおすすめします。

睡眠時間は人によって異なりますが、寝る時間が長いのは、寝るだけの体力がある証拠です。もし80代で8時間眠れるとしたら、かなり体力のある方といえるでしょう。

基本的には6、7時間の睡眠時間をとることを意識しておきましょう。

睡眠不足なら
15分の昼寝をしよう

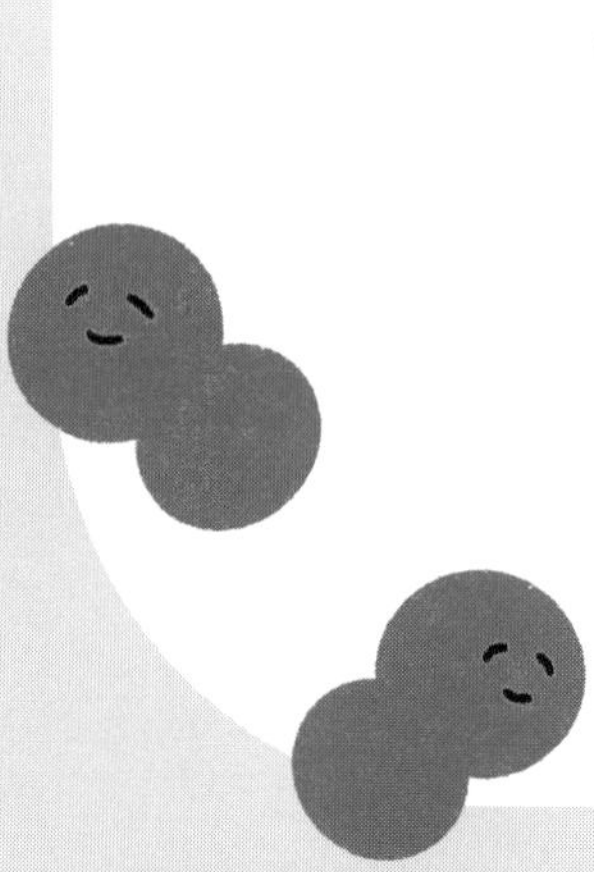

年齢が高くなると、夜中にトイレに行く回数が増える人も多いです。それ自体はある程度仕方がないことですが、重要なのはトイレに行って戻ってきてからすぐに眠りにつけるかどうかです。

一度目が覚めてしまうとなかなか寝つけないという場合は、交感神経が興奮している、自律神経が乱れている、栄養素が足りていないなどの原因が考えられます。

しかし、もし朝4時に目覚めてしまって眠れず、午後に眠くなってしまっても、無理して起き続けていることはありません。

昼寝をとるなどして、トータルで必要な睡眠時間を確保できればいいと思います。

「夜寝て、朝起きなきゃ」とあまり神経質に考えすぎなくても大丈夫です。夜に寝足りないときは、昼間にちょっと補おうと考えてみてください。

体の調子を整える効果的な昼寝のとり方とは？

では、昼寝はどのくらいの長さでとるのがよいのでしょうか。

短いと感じるかもしれませんが、**昼寝の時間は15分から20分程度**がベストです。

眠ってから20分を超えると、深い眠りへと入っていきます。脳が深く眠るために、そのタイミングで起きたとしても、眠気や倦怠感が残ってしまいます。

一方、15分程度で昼寝を終わらせると、脳は休息をとれて、眠り自体もそこまで深くなっていないので、スッキリと起きることができます。

人によって寝つくのにかかる時間は異なりますので、寝ついてから15〜20分くらいで起きる、と考えるのがよいでしょう。

ただし、遅い時間に昼寝をすると眠気はなくなっても、夜の寝つきが悪くなります。

「夜の睡眠」は、昼間の心身の疲れをとるのに大切です。

夜の睡眠の質を下げてしまうと本末転倒なので、**15時以降には昼寝をしないよう気をつけましょう。**

NASA（アメリカ航空宇宙局）が行った実験では、**昼寝にはストレスの軽減のほか、注意力が高まる、記憶力がアップする、作業の効率が上がるなどの効果がある**ことがわかっています。

また、心臓病、脳梗塞、糖尿病、認知症の予防にもつながるともいわれています。

ですから、最適なタイミングと長さで、体にいい昼寝を取り入れましょう。

熟睡するために
食事、運動と
最強タッグを組もう

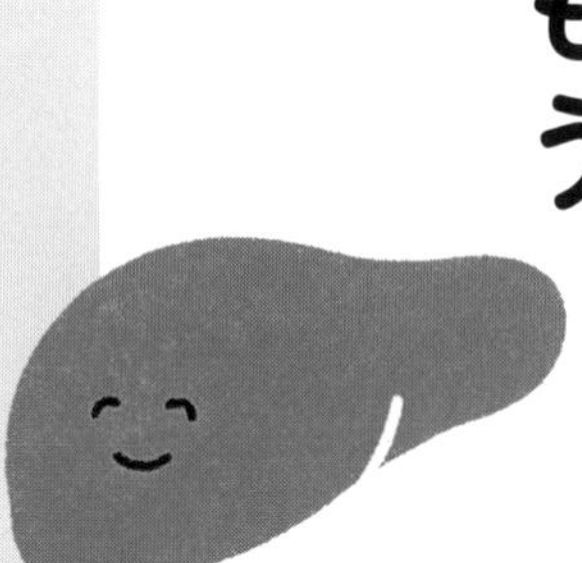

「あー、よく眠れた！　スッキリ！」と心も体もリセットできる質のいい睡眠は、食事や運動習慣を改善することで得られます。

食事については、朝はタンパク質をしっかりとりましょう。

睡眠を促すホルモン「メラトニン」は、タンパク質に含まれるアミノ酸のひとつである「トリプトファン」によって分泌されます。

このトリプトファンからメラトニンが分泌されるまでには、14〜16時間ほどかかるといわれています。

朝にタンパク質をとると、夜にメラトニンが分泌されやすくなるというわけです。

また、夕食をとる時間も重要です。

よく「寝る2、3時間前には食事を終わらせましょう」とか「午後8時以降はごはんを食べないほうがいい」といわれますね。

食事をとると、消化するために血液が胃に集中します。

そのため、**夜遅くに食べると、本来肝臓や腎臓などを休めるために働く血液が胃に行ってしまって体が休まらず、朝起きても疲れがとれない**のです。

適度な運動は睡眠の質も高めてくれる

体を動かしてしっかり汗を流した日に、疲れて早めにベッドに入りたくなり、夜中に目を覚ますことも少なく、ぐっすり眠れた経験がある方は多いのではないでしょうか。

ウォーキングなどの有酸素運動を1日に60分ほど行えば、睡眠の質はよくなります。

できれば毎日、少なくとも週に3日以上行うのがおすすめです。時間にはあまり神経質にならず、まずは自分がやりやすいタイミングで、毎日に運動を取り入れてみてください。

先に触れたように、時間がとれない人は通勤時に片道15分のウォーキングをする程度でも構いません。

エレベーターやエスカレーターをやめて、なるべく階段を使うなど、日常生活の中でも運動を心がけてみましょう。

食事の内容や時間、運動習慣を整えることも、睡眠の質を向上させることにつながります。

6章

もっと深く体の「流れ」を整える

西洋医学と東洋医学の違い

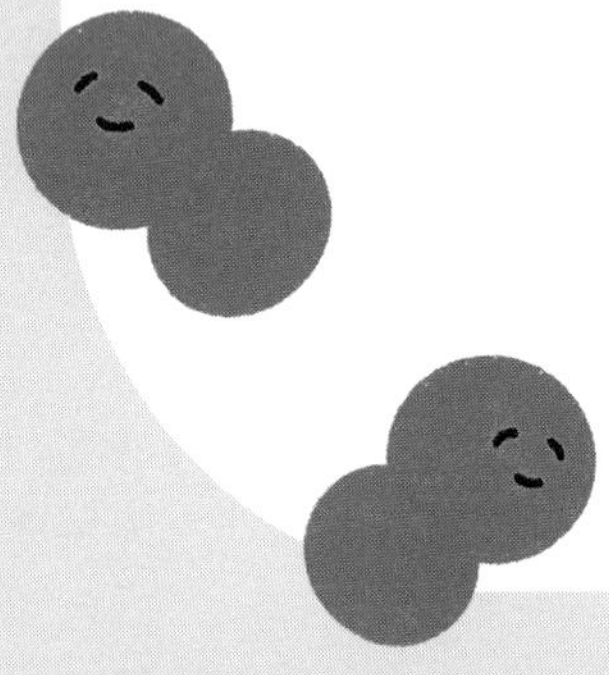

西洋医学と東洋医学は、視点がちょっと違います。

西洋医学は、病気そのものに着目します。

一方で東洋医学は、カラダ全体を見て、自然治癒力に着目します。

また、西洋医学は体を「パーツ」（部分）で見ていきます。

たとえば、胃が痛むなら胃腸科で胃を診察しますし、喘息や耳鳴りなら耳鼻科というように、専門分野が細かく分かれていますよね。

一方、**東洋医学は体を「全体」でとらえます。体は全部つながっていると考えているから**です。

たとえば、東洋医学では大腸は肺との関わりが深いといわれています。

冷えなどの影響を受けて大腸の調子が崩れると、肺の機能にも影響します。

そこから、肺に関与する場所である皮膚や鼻、のどなどに症状があらわれます。

アトピーや肌の乾燥、ニキビ、鼻水、のどの痛み、咳、痰、気管支喘息などの症状が出るのです。

急性の病気には圧倒的に西洋医学のほうが強いですが、ちょっとした不調や慢性疾患になってくると東洋医学の出番かな、と私は思っています。

体の不調のカギをにぎる「五臓」とは？

「五臓」は肝・心・脾・肺・腎の5つの臓腑のことを指します。

漢方では、体の不調と五臓には密接な関係があると考えます。

ただし、「五臓」は、西洋医学で考える臓器と同じ役割ではありません。

たとえば、肝は肝臓という意味ではなく、自律神経を調節したり、血を貯蔵したりする臓腑のことをあらわします。

肝は目や胆、自律神経と関係しています。肝が弱ると、眼精疲労、胆石などのほか、円形脱毛症などの症状が出ることもあります。

心は舌や脈、精神にも関係しています。心が弱ると、動悸や息切れ、不眠などの症状があらわれます。

脾は口や胃腸に関係しています。脾が弱ると、口臭や歯槽膿漏、食欲不振などの症状があらわれます。

肺は鼻（呼吸器系）や大腸が関係しています。肺の機能が弱ると、喘息や蓄のう症、扁桃腺炎、鼻炎、痔などの症状が出ます。

腎は老化に関係していて、白内障や白髪など、白くなる特徴があります。若白髪の場合、同じ年代の人に比べて腎が弱っているということですので、注意しておいた方がいいでしょう。

また、腎は耳や膀胱ともつながっていて、腎が弱ると耳鳴りや難聴、夜間頻尿などにもなります。

「肝腎要《かんじんかなめ》」という言葉があるように、肝と腎は強くつながっていて、肝が弱ると腎も弱り、腎が弱ると肝も弱ることが多いです。

一般的に咳の薬として販売されている「麻杏甘石湯《まきょうかんせきとう》」という漢方薬は、痔の痛みにも使われます。「肺」と「大腸」がつながっているというのもわかる気がしますよね。

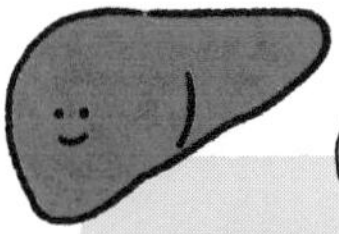

肝

- 関係が深い身体の部位

目／胆／自律神経

- 肝が弱るとあらわれる症状

眼精疲労／胆石／円形脱毛症

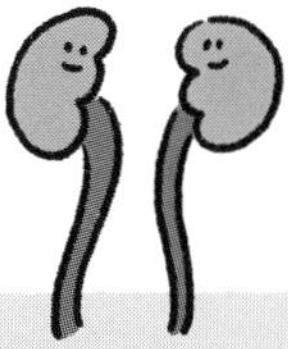

腎

- 関係が深い身体の部位

脳／耳／歯／膀胱／骨／髪

- 腎が弱るとあらわれる症状

耳鳴り／難聴／頻尿
白内障／白髪

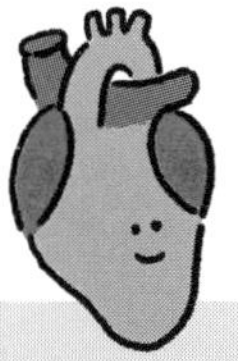

心

- 関係が深い身体の部位

舌／小腸／脈

- 心が弱るとあらわれる症状

動悸・息切れ／不眠

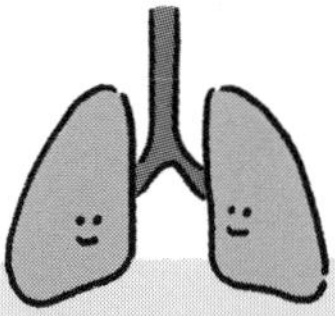

肺

- 関係が深い身体の部位

鼻（呼吸器系）／大腸／皮膚

- 肺が弱るとあらわれる症状

喘息／蓄のう症／扁桃腺炎
鼻炎／痔／皮膚の乾燥

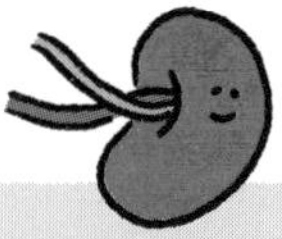

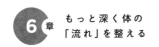

脾

- 関係が深い身体の部位

口／胃腸／筋肉

- 脾が弱るとあらわれる症状

口臭／歯槽膿漏／食欲不振

血流だけではない「気・血・水」が体の大黒柱

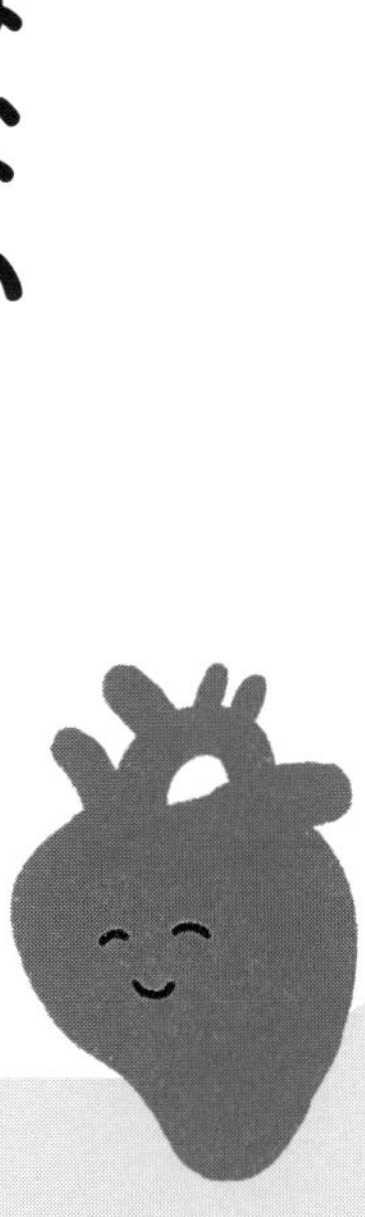

漢方では、「気」「血」「水」という考え方があります。

気は自律神経、血は免疫系、水はホルモン系と関係があります。

気・血・水は、簡単に言えば「体を支える3本の大黒柱」です。

丈夫な大黒柱に支えられた家が、雨や風、地震にもビクともしないのと同じように、太くて丈夫な〝気血水の3本の大黒柱〟が協力し合って体を支えることで健康な状態を保ち、ストレスや天候の変化、疲れなどのさまざまな逆風にも強い体になれます。

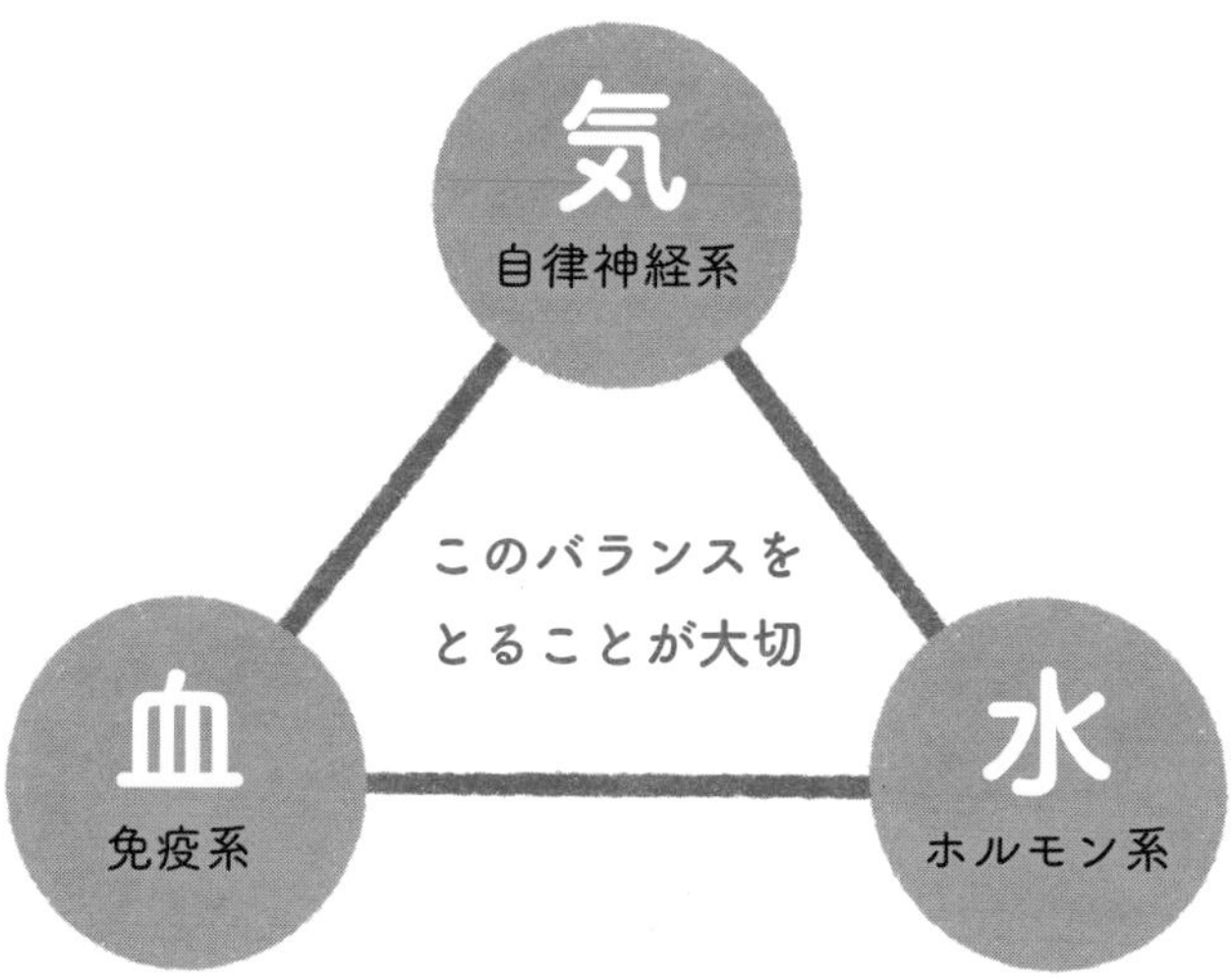

しかし、もしもこの３本の大黒柱が細くなったり、傾き出したりするとどうでしょう。

体は弱くなり、壊れやすくなります。つまり、病気になりやすくなるのです。〝どの柱が弱くなりやすいか〟〝どの柱が傾きやすいか〟は人によって違います。また、気の柱が傾きやすい人もいれば、血の柱が細くなりやすい人もいます。トラブルを抱える柱は１本とは限りません。すべての柱が傾いている状態の人もいます。

気血水の物差しで見ることで、大きく６つの状態がチェックできます。

【気】

①元気・エネルギーが足りているか

元気が不足している状態を「気虚《ききょ》」といいます。

②体の隅々までしっかり気が巡っているか

滞っている状態を「気滞《きたい》」といいます。

【血】

③体の栄養がきちんと足りているか

栄養が足りていない状態を「血虚《けっきょ》」といいます。

④体の隅々までしっかり栄養が巡っているか

滞っている状態を「瘀血《おけつ》」といいます。

【水】

⑤体にうるおいが足りているか

うるおいが足りていない状態を「陰虚《いんきょ》」といいます。

⑥体の隅々までしっかり水が巡っているか

滞っている状態を「水滞《すいたい》」といいます。

「気」は生命活動を支えるエネルギー

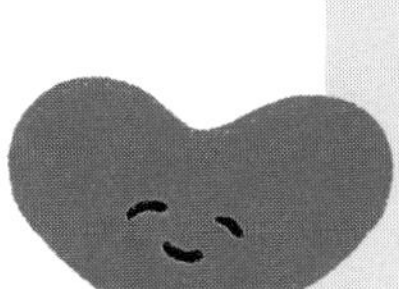

漢方では、「気」は、元気の源である生命エネルギーであると同時に、精神をコントロールする気持ちの〝気〟、さらには体のすべてを動かしコントロールする機能でもあると考えています。

気が不足する気虚の状態では、エネルギー不足のためとても疲れやすく、疲れもなかなかとれません。日中も眠くなり、うとうとしやすくなります。

気虚はたとえるなら、しぼんだ風船のような状態です。気分が落ち込みやすく、無気力になります。マイナス思考や鬱状態にもなりやすくなります。

また、特に胃腸の機能が低下しやすく、食欲低下や消化不良、食後の不快感、胃下垂、下痢、便秘などさまざまな胃腸トラブルが起こりやすくなると考えられています。

気虚（体のエネルギーが不足している状態）の改善には、まずは十分な休息が重要です。しっかり睡眠をとりましょう。

そして、疲れをとるためには栄養をたくさんとらなくてはと考えがちですが、食べて消化することはエネルギー（気）を消費するので、気が不足した状態でたくさん食べると逆に胃腸に負担をかけることにもなってしまいます。

食欲がない、食後眠くなる、もともと胃腸が弱いという人は特に注意が必要です。食欲がないときは無理に食べず、**胃腸も含めて、体全体をしっかり休ませる**よう心がけましょう。

気を補うためには、雑穀、芋類、豆類、キノコなどを食べるのがおすすめです。

気滞は、気の巡りが悪くなり、滞っている状態です。イライラしやすい、怒りやすいなど、気持ちの浮き沈みが多くなることもあります。

また、気滞の状態が続くと、どんどん体に余分な気がたまりやすくなり、胸や胃、お腹の張りや痛みなどの症状が出やすくなります。

また、生理痛や、イライラしやすくなる、精神的に不安定になる、食欲が乱れるなどの月経前症候群（ＰＭＳ）とも呼ばれる症状が出やすくなるといわれています。

気滞を改善するために必要なのは、体にたまった余分な気を発散させることです。張りつめた気持ちをリラックスさせましょう。

たまった気を吐き出すイメージでゆっくり呼吸する、適度な運動で気分をリフレッシュさせるなどが効果的です。

体を動かし、適度な汗をかくことで気の巡りもよくなります。

また、**気の巡りをよくするためには、ハーブ類、しそ、柑橘系などの香りや酸味のあるものを食べる**のがおすすめです。

「血」は体を巡る血液と栄養素

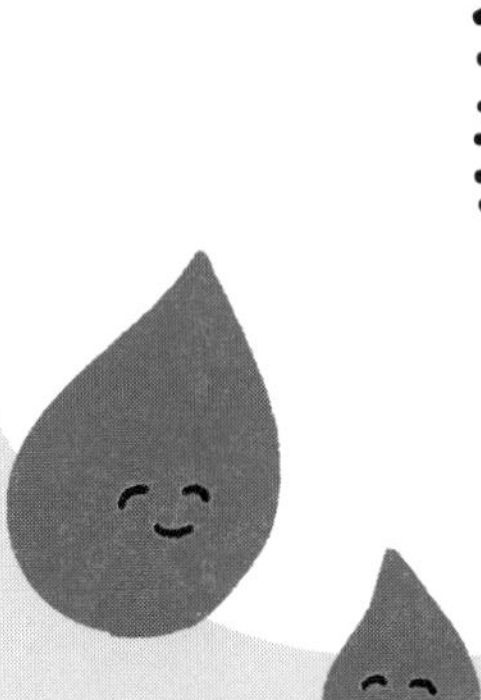

「気・血・水」の「血」は、単に血液というよりも、血が運ぶ栄養素も含めた意味合いです。

漢方では、血は体をつくるための原料になると考えられています。

血虚は、「血《けつ》」の量が少なくなり、不足している状態です。

血は血液だけでなく、皮膚や髪の毛、爪、筋肉、骨、臓器、さらにはホルモンに至るまで、私たちの体をつくり、健康を維持しています。

そのため、血が少なくなり血虚の状態になると、体の栄養が不足してさまざまなトラブルが起こりやすくなります。

たとえば、めまいや貧血、肌の艶がなくなる、乾燥といった皮膚トラブル、体の末端に栄養が届きにくくなって爪が割れやすくなる、抜け毛が増える、白髪が多くなることもあります。

また、血は睡眠にも大きな影響を与えます。血虚になると、脳に十分な栄養が届きにくくなり、寝つきが悪い、眠りが浅い、よく目が覚めるといった睡眠トラブルが起こりやすくなると考えられています。

睡眠は血を補充するための大切な時間ですので、睡眠不足は血虚を引き起こす原因になります。

そして、血は食べたものからつくられるため、血の質や量は日頃の食生活を反映します。無理なダイエットによる栄養不足や偏食による栄養の質の低下も、血虚の原因になります。

食生活を整え、栄養バランスを考えた彩りのある食事をとりましょう。

血を補うためには、ベリー類や赤身の魚、レバーなどを食べるのがおすすめです。**血液の色に似た〝赤黒い色〟をした食材には、血を補う働きがある**と考えられています。

また、**瘀血は、血の流れが悪くなり、滞っている状態**です。特に末端の流れが悪くなりやすく、手足が冷えます。

頭痛や肩こりといった痛みを伴う症状や、シミや目の下のクマ、ニキビなどの肌荒れが起きることもあります。

体が冷えると血流が悪くなり、瘀血の状態になりやすくなります。瘀血になるとさらに手足が冷えやすくなり、まさに悪循環に。

日頃から体を温めることで血の巡りをアシストしましょう。

積極的に筋肉を動かし、一日の終わりにはお風呂でしっかり体を温めるのが効果的です。

血の巡りをよくするためには、たまねぎやエシャロットなどの香りの強い食材や、イワシ、サバ、サンマなどの青魚、酒粕や甘酒などを食べるのがおすすめです。

「水」は水分代謝と免疫にかかわる血液以外の体液

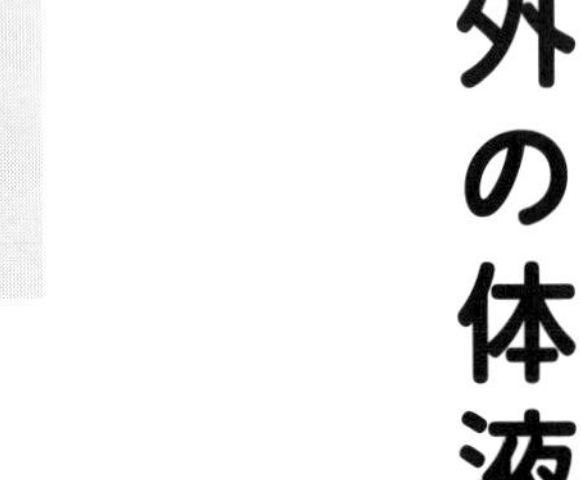

「気・血・水」の「水《すい》」とは、体すべての水分の総称です。

水は体をうるおす役割とともに、体にたまった不要な老廃物を尿や汗、鼻水などとともに体外へ排出する役割も担っています。


陰虚は、体の中の水分が不足してうるおいがない状態です。

水分不足なので、体がほてる、のぼせといった症状が出たり、のどが渇いたりします。乾燥して硬いコロコロ便のようになる人もいます。

夜型の生活を送っている人に多いです。

熱が体内にこもるタイプなので、香辛料を多く使った体を熱くする食べ物は控え、こまめな水分補給を心がけましょう。

ほてりを冷ます豚肉や卵、貝類、レンコン、水分を補給できるきゅうり、トマトなどを食べるのがおすすめです。

水滞は、体の中の水分の巡りが悪くなり、滞っている状態です。

水滞になると体の水分代謝が悪くなり、余分な水や老廃物が体内にたまりやすくなります。

全身がむくみやすい、体がだるい、頭痛、胃腸の調子が悪いといった症状があらわれます。

また、雨の日は体が重だるい、台風が近づいてくると頭痛やめまいがするなど、天気が悪いと体調が悪くなることもあります。

水滞は余分な水が体にたまっていて水の巡りが悪く、取り込んだ水分を上手に循環できていない状態なので、**水分のとりすぎには注意が必要**です。

水分補給する際にも、一度にたくさん飲むのではなく少量を小まめに飲むように心がけるといいでしょう。

胃腸が弱ることで体内の水分の巡りが悪くなることもありますので、胃腸の調子を整えることも大切です。

水の巡りをよくするためには、小豆や黒豆などの豆類、ウリ類、海藻類などを食べるのがおすすめです。

ただし、豆類はその水溶性成分に有効成分が含まれています。豆をゆでる際に出るゆで汁にこそ、水滞改善に大切な有効成分が多く含まれていますので、ゆで汁はお茶として、そしてゆで上がった豆はご飯のおかずに、といった形で取り入れるといいでしょう。

気と血流の関係

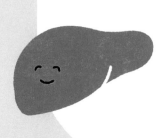

気が弱って、気の働きが悪くなると、「体のしまり」がゆるくなってきます。

たとえば、尿もれ。年齢が高くなるとくしゃみをしたときにうっかり尿が漏れることがありますが、これも気の働きが悪いことで起こる症状です。

そのほか、じっとしているのに汗が出たり、寝汗が多かったりするのもそう。

一般的に、運動すると汗が出るのは不要な老廃物が排出されるからですが、この場合は栄養のある水が漏れ出ている状態です。栄養分が体内から流れ出てしまうので、朝、だるく感じるのです。

そのほか、女性で排卵日や生理前以外でもおりものが出続けているとか、尿検査で目には見えないのに「血が混じっている」と毎回再検査になり、精密検査では異常が見つからないなどの場合も気の働きが弱いからと言えます。

また、気には内臓などを所定の位置に固定しておく働きもあります。そのため、気の働きが弱くなると、胃が下がる胃下垂や、子宮が下がってしまう子宮脱などが起こります。

「気」と血流にも、密接な関係があります。

気の異常があると血液の流れも悪くなるし、逆に血液の循環が悪くなると気も乱れます。

漢方では「気は血の師である」といいます。

気がリーダーとなって積極的に血を押し流し、血を引っ張っていくようなイメージです。お互いに協調し合いながらバランスを取っているのです。

だから、元気のない人、気力のない人は、血液に勢いがありません。血液がしっかり隅々まで流れていかないため、不調も出やすいのです。

また、漢方では、**血が気を養い、気が血を生み出す**と考えています。

西洋医学では、骨髄から血がつくられると考えられていますが、東洋医学では胃腸、腎臓、肝、脾、心臓、肺など五臓の機能からつくり出されると考えているのです。

だから、しっかりとごはんを食べないと血はできないし、胃腸が弱いと血はつくられません。

血をつくり出すためにも食べ物は大事というわけです。

さらに、気が十分であることで五臓の機能が働き、血がつくられます。気が弱ると臓器の働きも弱くなって、血をつくる力が弱くなってしまうのです。

このように、**五臓と気と血は、車の車体とエンジンとガソリンのような関係で働いています。**

免疫力と自己回復力

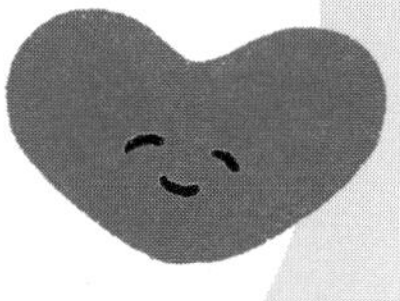

体の中では、いい細胞だけでなくがん細胞などの悪い細胞も日々生まれています。

また、外からはウイルスやばい菌なども次々侵入してきます。

それらを食べて殺してくれるのが「免疫」です。

免疫には2つの「ランク」があります。

警察で言えば、まず通常の警官が対処して、それでも解決しなかったら機動隊や特殊部隊が出てくるようなイメージです。

外敵の強さによって、対応する免疫が異なるのです。

まずは「自然免疫」。それで処理できないと次に「獲得免疫」がやってきて退治してくれます。

けれど、この獲得免疫が弱いと、菌やウイルスが勝ってしまい、病気が発症したり、悪化したりします。

病気のときに抗生物質を服用することがありますね。

抗生物質はたしかに悪い菌を殺してくれますが、困ったことに自分の免疫細胞も同時に殺してしまう危険性があります。

抗生物質を飲むと下痢をするという人がいますが、これは、腸内細菌まで殺してしまったために起こる症状です。

抗生物質は殺してほしい悪い菌だけでなく自分の持つ「いい菌」まで一緒に殺してしまうので注意が必要なのです。

それよりも自分の免疫力を高めたほうが安心ですし、安全です。

自分の免疫力を高めるためには、適度な運動とバランスのいい食生活、腸内環境を整えることなどが大切です。

加えて大切なのは、ストレスをため込まないことです。

今の世の中、ストレスを感じないことのほうが難しいですが、うまく発散することが大切です。

同僚や友人に愚痴を聞いてもらって発散する、ひとりカラオケに行く、ショッピングをする、料理をする、ランニングするなど、自分ならではのストレス発散法を持っておくといいですね。

これが免疫力アップにおおいに役立ちます。

また、**免疫力は夜に蓄えられるので、質のいい睡眠をとること**も重要です。

自分の免疫力を高めてウイルスに勝つ力があれば、どんなウイルスが来ても安心していられるはずです。

理想は「病気が出てこない体」をつくること

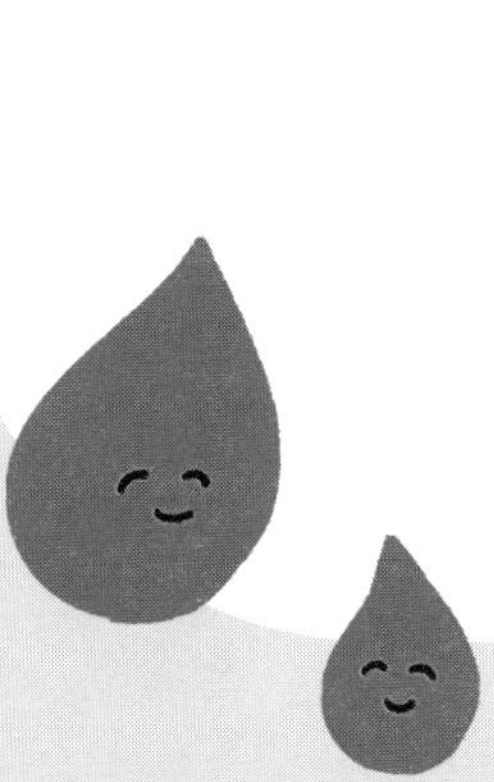

本来、人間の体はしっかり整えてさえいれば「自分で治す力」があると私は考えています。

その**自己治癒力**は、年齢には関係ありません。何歳になってもその力は使えるということです。

ですから、薬に頼らず、自分の力をもっと使ってほしいな、と私はいつも考えています。

私が漢方薬局でやっていることは、**「お客様の自然治癒力を引き出すお手伝い」**です。

子どもが補助輪なしの自転車に乗るとき、最初は大人が後ろをおさえるなどして練習につき合いますが、だんだんとうまくなって、やがてひとりで乗れるようになるでしょう。

大人になってもまだ別の人に補助してもらっている人はまずいないですよね。

まずは寄り添ってサポートして、最後は独り立ちです。

漢方薬もそれに似ています。

体の栄養状態を確かめたら、漢方薬で足りないところを補いながら、徐々に体を正常な状態に戻していきます。そうして**少しずつ体を整えながら、自然治癒力も高めていく**のです。

最初は1日3回飲んでいた薬を、1日2回、1回に減らしていく。

やがて、季節の変わり目やちょっと体調の悪いときなど、不定期に飲めばいいようになっていきます。

こうして最終的には漢方薬も卒業し、**「病気が出てこない体」「病気が入り込もうとしても自分で治せる体」**を築いてほしいのです。

これが私の一番の願いであり、理想です。

血が自分の体内を流れる様子は、肉眼では見ることができませんよね。ですから、自分の血液が今、どのようなスピードで流れていて、どのような状態なのかを知ることはできません。

でも、ここまでで紹介してきたように、不調には、血液の状態や血流不足なども関係しています。

もしなんとなく調子が悪いと感じているなら、本書で紹介した習慣を少しずつでも取り入れてみてください。

どんな不調も、根本の原因は「血流の悪さ」にあることが多いのです。

血管の老化を防いでしなやかさを保ち、栄養たっぷりのサラサラな血液が体内をしっかり流れるようになれば、「調子のいい体」で心地よく過ごせるようになります。

ぜひ血流を整え、病気を寄せつけない体づくりを目指しましょう。

著者
西岡敬三（にしおか・けいぞう）
薬剤師。漢方の葵堂薬局代表取締役。
1963年生まれ。京都薬科大学卒業後、製薬会社で新薬の開発に従事。薬剤による対処療法では、薬を飲み続けなければいけないことに矛盾を感じ、根本から健康を手に入れる治療ができないかと悩んでいたところ、漢方薬と出会い退社。1999年に漢方の葵堂薬局を創業。漢方以外にも、マクロビ、ゲルソン療法などを学んでいく中で、分子栄養学に出会い、血液データから体の栄養状態を診断する方法を取得する。栄養状態を整えた上で、健康なカラダを漢方で作り出す西岡式漢方療法を確立。不妊治療にも力を入れ、1,000組以上の妊娠・出産を成功させてきた。全国からカウンセリングの希望が後を絶たない。著書に、『病院では教えてくれない 西岡式妊活で妊娠まっしぐら』（主婦の友社）がある。

心もカラダもラクになる　血流の整えかた

2023年12月25日 初版発行

著者　西岡敬三
発行者　石野栄一
発行　明日香出版社
〒112-0005 東京都文京区水道2-11-5
電話 03-5395-7650
https://www.asuka-g.co.jp
設計・イラスト　藤塚尚子（etokumi）
編集協力　柴田恵里
組版　朝日メディアインターナショナル
校正　鷗来堂
印刷・製本　シナノ印刷株式会社

ISBN 978-4-7569-2301-1